먹어서 보양이 되는 섭생음식

동의보감 보약음식

해동건강연구원 편저

아이템북스

머리말

현대에 병에 걸리는 대부분의 원인은 음식으로 인한 식원병이라고 미국 상원 위원회에서 지적한 바가 있다.

지금까지의 우리의 식사는 잘못되어 가고 있는 것이다.

암과 당뇨병, 비만을 줄이기 위해서는 동물성 지방을 줄이고 곡식과 채소, 과일 위주의 식사를 해야 한다.

그렇게 본다면 쌀을 주식으로 하는 우리 민족의 전통적인 식생활은 지금에서야 매우 과학적인 식단으로 인정받고 있는 것이다.

밥이 보약이고 음식이 보약인 것이다.

『동의보감』에서 나오는 음식의 보약은 음식마다 효능이 있어서 평소에 같은 식사라도 건강에 중점을 두어 거기에 맞는 음식을 섭취한다면 그것이 바로 보약 음식인 것이다.

건강이 안 좋은 사람이라도 그 병에 맞는 음식을 섭취한다면 충분히 병이 호전될 수도 있고 평소에 건강이 좋지 않은 부분이 있다면 거기에 맞는 음식을 섭취한다면 그것 또한 보약 음식이 되는 것이다.

음식과 건강은 불가분한의 관계이다. 그러다고 몸에 좋다는 음식만 먹는다면 신체나 건강에 불균형을 가져오게 되고 음식이 독이 되는 것이다. 먹는 것만으로 병이 치료되는 음식이 있고 질병에 따라 약을 복용하듯 음식을 병에 맞추어 섭취한다면 많은 도움이 되리라 믿는다.

이 책에는 각종 질병을 예방하고 음식으로 자가 치료할 수 있는 방법을 소개하였기 때문에 가족의 건강과 스스로 건강에 대한 지침서가 되었으면 한다.

— 차례 —

2 | 머리말

14 | 고혈압과 심장병 예방에 효과적인 음식 보약
느타리버섯양파국

16 | 두뇌와 눈을 밝게 하는 음식 보약
명태지리

18 | 암세포를 억제하고 눈을 밝게 하는 음식 보약
솔잎차

20 | 월경 불순 조절에 효과적인 음식 보약
홍화 · 갑오징어찌개

22 | 기력을 향상시키고 허한 기를 보호해 주는 음식 보약
가자미식혜

24 | 항암 작용과 동맥 경화를 예방하는 음식 보약
미역차

26 | 허약한 체질의 강화에 효과적인 음식 보약
백출백숙

28 | 정신 안정과 원기회복에 좋은 음식 보약
조기매운탕

30 | 머리카락을 검게 하고 인체의 노화를 방지하는 음식 보약
복령우유차

32 | 무릎 관절에 매우 효과적인 음식 보약
우슬돼지족발조림

34 | 성인병과 중풍 · 부스럼 · 치통 치료에 좋은 음식 보약
칠리 새우

36 정력을 북돋워 주고 눈을 맑게 해 주는 음식 보약
구기자나뭇잎차

38 | 술독 제거에 좋은 음식 보약
오징어찌개

차례

40 | 입맛이 떨어졌을 때 효과적인 음식 보약
갈치조림

42 | 동맥 경화증에도 보조 치료 효과가 있는 음식 보약
솔잎죽엽차

44 | 조루증 치료에 효과적인 음식 보약
해삼새우탕

46 | 간장과 신장 기능 향상에 효과적인 음식 보약
도미찜

48 | 뇌를 건강하게 하는 음식 보약
단삼차

50 | 소변통 치료와 산후 회복에 효과가 있는 음식 보약
목통가물치국

52 | 정력, 강장제로 애용되는 음식 보약
해삼탕

54 | 병후의 허약 체질이나 만성 질환에 좋은 음식 보약
검은콩차

56 | 남자의 양기 향상에 좋은 음식 보약
부추찹쌀죽

58 | 칼로리가 많은 고단백 스품 음식 보약
오징어양념구이

60 | 노화된 피부를 펴주는 작용을 하는 음식 보약
레몬차

62 | 갱년기와 화병에 효과가 좋은 음식 보약
구기자돼지고기찌개

64 | 고혈압, 동맥 경화, 양기 부족에 효과적인 음식 보약
미꾸라지튀김

66 | 불면증과 갈증에 좋은 음식 보약
연자심차

— 차례 —

68 | 발기 부전과 조루증 치료에 좋은 음식 보약
음양곽꼬리곰탕

70 | 정력제의 최고인 음식 보약
민물장어구이

72 | 고지혈증이나 비만, 고혈압 등에 좋은 음식 보약
녹차우유

74 | 발기 부전에 특효인 음식 보약
파고지추어탕

76 | 고혈압과 비만에 효과적인 음식 보약
다시마게살냉채

78 | 심장병과 고혈압, 가슴앓이에 좋은 음식 보약
감잎차

80 | 고혈압과 당뇨에 효과가 좋은 음식 보약
칡대구탕

82 | 콜레스테롤 수치 강하와 빈혈 예방에 좋은 음식 보약
굴밥

84 | 변비, 흡연하는 사람에게 좋은 효과가 있는 음식 보약
감귤레몬차

86 | 무릎신경통에 효과적인 음식 보약
우슬도가니탕

88 | 암 예방과 억제에 효과적인 음식 보약
인삼잣죽

90 | 가래를 삭히는 데 최고인 음식 보약
무즙차

92 | 숙취 해소에 효과적인 음식 보약
귤북어국

94 | 허약 체질과 당뇨병에 효과적인 음식 보약
황기닭찜

― 차례 ―

96 | 술독, 숙취를 해소하는 음식 보약
녹두나물즙차

98 | 고혈압과 당뇨병에 매우 효과적인 음식 보약
꽃게탕

100 | 암·고혈압·중풍 예방에 좋은 음식 보약
은행마늘구이

102 | 기침에 가래가 끓는 증상을 치료하는 음식 보약
참깨행인차

104 | 손발이 찬 수족 냉증에 효과적인 음식 보약
생지황오이냉국

106 | 치질과 하혈에 효과적인 음식 보약
도토리묵무침

108 | 가래와 기침을 치료하는 음식 보약
측백나뭇잎차

110 | 혈압 강하와 기침을 진정시키는 데 좋은 음식 보약
속단미역국

112 | 신경통과 술독에 효과적인 음식 보약
미나리 찜

114 | 기침을 치료하고 소화를 돕는 음식 보약
감귤껍질차

116 | 신장 보호와 정력 증진에 좋은 음식 보약
소콩팥전골

118 | 원기 회복과 암 예방에 좋은 음식 보약
마늘산적구이

120 | 당뇨병이나 기침, 변비에 좋은 음식 보약
얼갈이배추차

122 | 마른 기침과 천식에 효과가 있는 음식 보약
지황복탕

― 차례 ―

124 | 스트레스 해소와 감기 예방에 효과적인 음식 보약
　생강무조림

126 | 당뇨병이나 변비 등에 효과가 있는 음식 보약
　설리즙차

128 | 혈액 순환과 기관지에 매우 좋은 음식 보약
　은행도라지나물

130 | 신경통과 기관지염에 효과적인 음식 보약
　꽈리고추찜

132 | 혈압 강하와 숙취에 효과적인 음식 보약
　냉잇국

134 | 위장을 튼튼하게 하고 기침을 치료하는 음식 보약
　포도생강즙

136 | 정력 강장제와 대머리 예방에 좋은 음식 보약
　양배추양파겉절이

138 | 피부 노화를 예방해 주는 음식 보약
　달래무침

140 | 암 예방에 효과적인 음식 보약
　버섯 요리

142 | 빈혈이나 저혈압, 변비 등에도 뛰어난 음식 보약
　딸기식초차

144 | 손발의 냉증과 부인병에 효과적인 음식 보약
　쑥국

146 | 중풍 · 관절염 · 생선 중독에 효과적인 음식 보약
　검은콩연근찜

148 | 식욕이 떨어졌을 때 좋은 음식 보약
　씀바귀나물무침

150 | 기침과 갈증, 숨이 찰 때 좋은 음식 보약
　오미자차

차례

152 | 혈액 순환과 피부탄력에 좋은 음식 보약
생선살토마토그라탱

154 | 기관지와 천식에 효과적인 음식 보약
취나물무침

156 | 정력과 수술 후의 원기를 보강해 주는 음식 보약
보신탕

158 | 가래를 삭히고 소화 작용을 돕는 음식 보약
유자껍질차

160 | 식욕 부진과 설사를 멈추게 하는 음식 보약
임자수탕

162 | 근육과 뼈를 튼튼하게 만들어 주는 음식 보약
육개장

164 | 만성기관지염 · 기침 · 고혈압 · 인후염 등을 치료하는 음식 보약
결명자김차

166 | 갈증과 부기를 해결해 주는 음식 보약
팥빙수

168 | 식은땀을 막아 주고 원기 회복에 좋은 음식 보약
황기삼계탕

170 | 위장을 튼튼하게 하고 소화 작용을 좋게 하는 음식 보약
귤피대추차

172 | 가래를 삭히고 갈증을 해소해 주는 음식 보약
오미자수박화채

174 | 고혈압 · 당뇨 · 동맥 경화 · 비만에 효능이 있는 음식 보약
민어매운탕

176 | 야맹증과 당뇨병, 폐암 등의 증상에 좋은 음식 보약
당근두유차

178 | 번열과 갈증과 비만을 막아 주는 음식 보약
죽여냉콩국수

― 차례 ―

180 | 성 기능 회복과 노화방지에 좋은 음식 보약
장어구이

182 | 고혈압과 심장 질환에 좋은 음식 보약
송이산적

184 | 여성의 빈혈과 심혈관 질환 치료에 좋은 음식 보약
꽁치조림

186 | 각종 출혈 증상에 효과적인 음식 보약
연근조림

188 | 초기 감기와 월경 불순에 효과가 있는 음식 보약
육계생태매운탕

190 | 숙취 제거와 감기 치료에 탁월한 효과가 있는 음식 보약
콩나물도라지국

192 | 고열을 내리고 기침을 멈추게 하는 음식 보약
꿀소스배조림

194 | 감기 초기 증세에 효과적인 음식 보약
파뿌리 달인 물

196 | 천식, 가래와 열이 날 때 효과가 있는 음식 보약
은행쇠고기찜

198 | 술로 인한 갈증과 추위를 많이 타는데 좋은 음식 보약
굴배춧국

200 | 시력을 밝게 하고 기억력 회복에 효과가 있는
박하차와 오이즙

202 | 갈증 해소와 가래를 삭히는 데 좋은 음식 보약
칡차와 배

204 | 관절과 기를 보해 주는 영양공급원 음식 보약
쇠고기무국

206 | 혈액의 생성과 간독을 풀어주는 데 좋은 음식 보약
조개탕

— 차례 —

208 | 기관지 질환과 마른 기침에 효과가 뛰어난 음식 보약
도라지대구탕

210 | 식욕 부진과 혈액 순환에 효과가 있는 음식 보약
파김치

212 | 뼈를 튼튼하게 하고 체력을 향상시켜 주는 음식 보약
뼈곰탕

214 | 기를 보해 손발과 아랫배를 따뜻하게 해 주는 음식 보약
육계삼계탕

216 | 식욕 억제와 다이어트에 탁월한 음식 보약
율무밥 율무차

218 | 비만, 이뇨 작용과 부종을 치료해 주는 음식 보약
팥보리밥

220 | 성인병 예방에 탁월한 효과가 있는 음식 보약
현미찹쌀밥

222 | 이뇨 작용과 소화 기능을 보안해 주는 음식 보약
차조찹쌀밥

224 | 신장을 도와 부기를 제거해 주는 음식 보약
옥수수수염차

226 | 열을 내리고 성인병 예방에 효과가 좋은 음식 보약
현미대나무밥

228 | 고지혈증 예방과 치료에 효과가 있는 음식 보약
오곡밥

230 | 원기 회복과 혈액 순환에 효능이 뛰어난 음식 보약
꿩떡국

232 | 여성의 하혈과 대하증에 효능이 뛰어난 음식 보약
대합조개만두

234 | 건강식으로 효과가 만점인 음식 보약
인삼향기삼계탕

— 차례 —

235 | 건강식으로 효과가 만점인 음식 보약
　　구기자돼지고기찌개

236 | 건강식으로 효과가 만점인 음식 보약
　　연육산약쇠고기탕

237 | 건강을 지키고 예방하는 보약 차
　　인삼대추생강차

238 | 건강을 지키고 예방하는 보약 차
　　구기자산수유차

239 | 건강을 지키고 예방하는 보약 차
　　칡·호두차·율무·잣차

240 | 건강한 체질을 위한 생녹즙 건강법
　　구기생즙

242 | 건강한 체질을 위한 생녹즙 건강법
　　귤생즙

244 | 건강한 체질을 위한 생녹즙 건강법
　　미나리생즙

246 | 건강한 체질을 위한 생녹즙 건강법
　　부추생즙

248 | 건강한 체질을 위한 생녹즙 건강법
　　배배합생즙

250 | 건강한 체질을 위한 생녹즙 건강법
　　시금치생즙

252 | 건강한 체질을 위한 생녹즙 건강법
　　생강배합생즙

254 | 건강한 체질을 위한 생녹즙 건강법
　　씀바귀생즙

먹어서 보양이 되는 섭생음식
동의보감 보약 음식

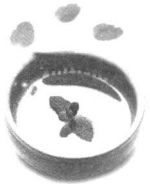

고혈압과 심장병 예방에 효과적인 음식 보약
느타리버섯양파국

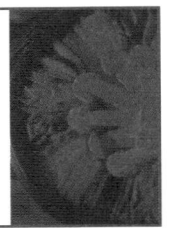

🌿 보약 음식의 효능

 느타리버섯은 성질이 매우 차갑기 때문에 혈액을 청결하게 해주면서 혈액 순환을 원활하게 해 주고 열을 내려 주는 효과가 있다. 더구나 혈중의 콜레스테롤의 수치를 강하시키는 구아닌산이 함유되어 있어 고혈압 환자들에게도 좋은 영양식품으로 인기를 얻고 있다.

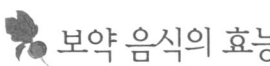재료의 특성

 느타리버섯은 참나무·오리나무·미루나무·버드나무 등의 습기차고 그늘진 그루터기에서 집단으로 서식하는 버섯이며 식용으로 인기가 높다. 어린 버섯은 청록색을 띠지만 점점 자라면서 흰색·회백색·쥐색 등으로 색깔이 매우 다양하게 변화된다.

🍱 보약 음식을 만드는 재료

느타리버섯 300g, 양파 1개, 실파 3개, 달걀 2개, 들기름·간장·소금 약간

🍐 보약 음식 만드는 방법

1 느타리버섯을 깨끗이 씻어 적당한 크기로 찢는다.

2 달걀을 풀고 실파와 ❶을 골고루 섞어 건지를 만든다.

3 양파는 채로 썰어서 냄비에 기름을 두르고 볶다가 물을 붓는다.

4 ❸이 어느 정도 익으면 냄비에 건지를 젓가락으로 조금씩 흘려서 넣는다.

5 ❹가 완성되면 들기름·간장·소금으로 만든 양념장으로 간을 맞춘다

Tip
••• 가지에 참기름을 섞는 것은 맛뿐만 아니라 열량의 공급을 쉽게 하고 기름의 소화 흡수율이 향상되는 이점이 있다. 가지 요리와 기름은 궁합이 잘 맞는다.

두뇌와 눈을 밝게 하는 음식 보약
명태지리

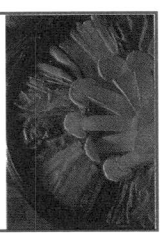

🌶 보약 음식의 효능

명태는 아미노산이 풍부한 단백질이 주성분으로 되어 있으며, 함유량은 쇠고기·계란·우유 등과 비슷한 최고의 영양식품이다. 아미노산은 인체에 반드시 필요한 3대 영양소 중의 하나인데, 명태에는 이와 같은 필수아미노산이 골고루 분포되어 있다.

재료의 특성

대구과이고 몸의 길이는 40~60㎝이며, 등쪽은 푸른 갈색을 띠고, 배는 은백색의 물고기다. 특징은 몸이 길고 등지느러미는 세 개가 있다. 눈이 크고 입은 아래턱이 위턱보다 길게 되어 있다.

🍲 보약 음식을 만드는 재료

명태 2마리, 배추 6잎, 당근 미나리 쑥갓 50g씩, 굵은 파 · 다시마 · 양념장다시마 국물 1컵, 진간장 2큰술, 식초 1/2컵, 생강과 통깨 약간

🍶 보약 음식 만드는 방법

1 다시마를 섬유 방향과 직각으로 칼집을 넣은 후 20분 정도 물에 불려 그대로 불에 올린다.

2 끓기 전에 불에서 내리고 2~3분 후에 다시마를 건져 낸다.

3 쑥갓을 손질하고 깨끗이 씻어서 손바닥 정도의 길이로 뚝뚝 끊는다.

4 미나리는 잎을 떼낸 줄기만 5cm로 길이로 썰고, 파는 반을 갈라 같은 길이로 썬다.

5 배추와 당근을 데친 다음 배춧잎 2~3장씩 김발 위에 놓는다.

6 손질한 당근을 가지런히 얹어 김발로 둥글게 만다. 이것을 2cm로 썬다.

7 냄비에 손질한 명태, 배추 만 것, 미나리, 파 등을 순서대로 안치고 심심하게 간한 다시마 국물을 부어 끓이다가 불에서 내리기 직전에 쑥갓을 얹는다.

암세포를 억제하고 눈을 밝게 하는 음식 보약
솔잎차

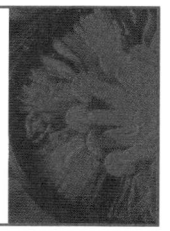

🌿 보약 음식의 효능

솔잎차는 암세포에 억제 작용이 있고 위, 십이지장궤양과 간장, 신장 등의 질환에도 효과가 있다.

솔잎차는 몸을 튼튼하게 하고 건강, 장수를 누리게 하므로 차 대신 수시로 마시는 것이 좋다. 특히 솔잎차를 복용하면 두통이나 요통을 예방하고 치료하는 효과가 있다.

재료의 특성

솔잎차에는 비타민 C가 풍부하게 함유되어 있어 비타민 C의 결핍으로 인해 빚어지는 각종의 질병을 예방하는 효과도 있다. 또 인체 조직의 기능을 조절하고 촉진하여 체내의 노폐물을 체외로 배출시켜 인체의 건강을 증진시킨다.

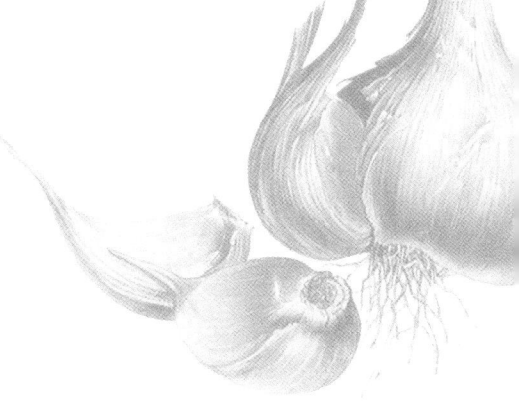

🌿 보약 음식을 만드는 재료

솔잎 · 레몬즙 · 벌꿀

🍐 보약 음식 만드는 방법

1 솔잎을 깨끗이 씻은 다음

2 믹서에 넣고 으깨어 그 즙을 걸러 낸 뒤

3 끓이거나 열처리로 살균한 뒤

4 레몬즙과 벌꿀을 섞어서 하루 3~4회 정도 차로 마신다.

5

Tip

●●● 식초를 마시면 몸이 쉽게 피로해지지 않고 활동적인 몸이 된다. 이것은 초의 향기로 대뇌의 식욕중추를 자극하기 때문이다.

월경 불순 조절에 효과적인 음식 보약
홍화 · 갑오징어찌개

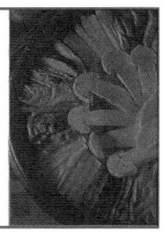

🌿 보약 음식의 효능

홍화갑오징어찌개는 월경의 양이 너무 적어서 고민하는 여성들은 이 요리에 해열강장제로 쓰이는 구기자를 첨가하면 어혈로 막힌 경맥을 소통시켜 혈액 순환을 원활하게 해 주는 효과가 있다.

재료의 특성

갑오징어는 오징어과의 연체동물로 어혈 증상 개선에 효과적이기 때문에 월경 불순을 다스리는 데 좋은 식품이다. 더구나 위장과 간장의 기능을 보해 주는 작용과 함께 소화 작용을 돕는다. 홍람화 또는 홍화라고도 불리는 잇꽃은 한방에서 월경 불순과 어혈을 몰아내는 데 특효 약재로 쓰인다. 이런 갑오징어와 홍화를 첨가한 요리는 월경이 불순하고 하복부와 엉덩이가 항상 시린 여성들에게 매우 효과적이다.

보약 음식을 만드는 재료

갑오징어 1마리, 홍화 5g, 구기자 10g, 파 · 생강 · 소금 약간

보약 음식 만드는 방법

1 갑오징어를 깨끗이 손질한 다음 적당하게 썰어 홍화와 구기자를 함께 냄비에 넣는다.

2 파 · 생강 · 소금으로 만든 양념 재료를 넣고 물을 부어 센불로 끓인다.

3 끓으면 불을 약하게 줄여 갑오징어가 익도록 다시 끓인다.

4 ❸이 완성되면 용기에 담아서 내면 된다.

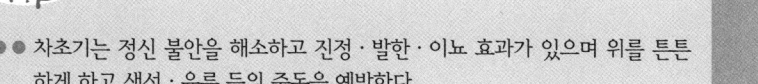

Tip

●●● 차초기는 정신 불안을 해소하고 진정 · 발한 · 이뇨 효과가 있으며 위를 튼튼하게 하고 생선 · 육류 등의 중독을 예방한다.

기력을 향상시키고 허한 기를 보호해 주는 음식 보약
가자미식해

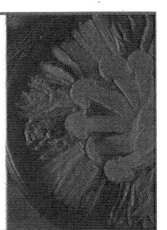

 보약 음식의 효능

가자미에 함유되어 있는 구성 요소는 대부분 76.9~78.8%가 수분이며 이 밖에 단백질 19.0~19.4%, 지질 0.6~2.2%, 당질 0.3%, 회분 1.2~1.6% 등이다. 특히 가자미의 육질은 엘라스틴과 콜라겐 성분의 근육섬유가 서로 연결되어 있다. 콜라겐이 많이 함유된 고기를 끓이면 젤라틴으로 변화되어 용출되기 때문에 국물이 흐려지고 육질은 매우 부드럽다.

 재료의 특성

가자미는 가자밋과에 속하는 바닷물고기로 가자미·동백가자미, 참가자미·목탁가자미·줄가자미 등을 통틀어 일컫는다. 몸통은 납작하면서 타원형이고, 두 눈은 오른쪽으로 몰려 있으며 크기는 넙치보다 작다. 깊은 바닷속에서 사는데, 몸 길이는 15㎝~3m까지 다양하다. 우리나라 남부의 근해와 일본 근해에 많이 분포되어 있으며 어종은 모두 50여 종이 있다.

🧂 보약 음식을 만드는 재료

싱싱한 가자미 1상자, 굵은 소금 1되, 7홉의 조밥, 무 5개, 고춧가루 1kg, 중간 크기의 옹기단지 1개

🍐 보약 음식 만드는 방법

1 가자미를 소금물에 두서너 번 헹군 다음에 지느러미를 잘라내고 몸통에 칼집을 넣는다.

2 손질한 가자미를 큰 그릇에 담아 많은 양의 소금을 넣어 버무린다.

3 버무린 가자미를 항아리에 넣은 다음 또다시 소금을 뿌린 후 1주일 가량 그늘진 곳에 둔다.

4 적당한 크기로 썬 무를 2~3일간 말린다. 1주일 후 가자미는 손으로 살을 찢을 정도로 숙성되어 있다.

5 조밥을 고슬하게 짓는다. 그릇에 말린 무·조밥·고춧가루 등을 숙성된 가자미와 함께 골고루 섞는다.

6 이때 가자미의 간은 약간 짠 것이 좋다.
이것을 옹기단지에 꾹꾹 눌러서 넣는다.

7 무명 조각으로 옹기단지 주둥이를 싸고 1주일 동안 더 숙성시킨 다음 작은 그릇에 나누어 담아 밀봉해서 냉장보관하면 된다.

미역차
항암 작용과 동맥 경화를 예방하는 음식 보약

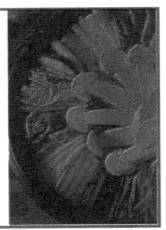

🌶 보약 음식의 효능

미역차는 칼슘과 칼륨의 부족을 보충해 주고 암의 예방과 항암 작용도 있다.

동맥 경화나 고혈압, 변비 등에 뚜렷한 예방과 치료 하는 데 쓰인다.

재료의 특성

미역은 인체의 딱딱한 것을 풀어주고 담을 삭히며 열을 배설시키는 효능이 있다.

따라서 주로 비만증과 갑상선 질환의 치료에 널리 응용된다.

또 혈압을 내리게 하고 동맥 경화를 예방하며 배설을 촉진하여 변비를 예방하는 등의 작용을 한다.

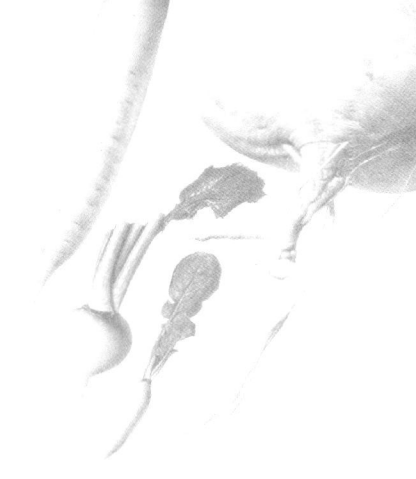

보약 음식을 만드는 재료

미역 · 흑설탕

보약 음식 만드는 방법

1 미역은 깨끗이 씻은 뒤 5cm의 크기로 썰어서 물에 24시간 정도 담가 둔다.

2 이렇게 담근 미역을 솥에 넣고 물을 적당량 부어서 미역이 물러지도록 푹 삶은 뒤

3 그 즙을 걸러 내어 설탕을 조금 넣어서 차 대신 수시로 마신다.

Tip

••• 아몬드의 지방에는 레시틴이 많이 들어 있어 초콜릿의 테오브로만이 뇌의 중추신경에 주는 자극을 중화, 억제하는 효과가 있다.

백출백숙
허약한 체질의 강화에 효과적인 음식 보약

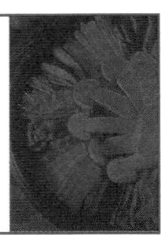

보약 음식의 효능

백출과 닭고기를 혼합해서 만드는 이 요리는 소화 기능과 기초체력이 약해 쉽게 피곤해지면서 밥맛까지 잃어 먹는 것이 시원찮으며, 억지로 먹어도 소화가 잘 되지 않는 마른 체구의 사람에게 매우 효과적이다.

 ## 재료의 특성

백출은 다년생초인 삽주 뿌리를 건조시킨 것으로 한약재로 널리 쓰인다. 즉 소화액 분비를 촉진시켜 주기 때문에 입맛이 좋아지고 몸 속에 쌓인 습기를 제거해서 기혈의 순환을 원활하게 해 준다.

보약 음식을 만드는 재료

영계 1마리, 백출 20g, 찹쌀 1컵, 생강·마늘·통파·소금·후춧가루 약간

보약 음식 만드는 방법

1 영계의 내장을 말끔히 제거한 다음 뱃속을 깨끗하게 씻는다.

2 찹쌀은 물에 불리고 통파는 크게 썰고 생강은 얇게 썬다.

3 ❶의 뱃속에 불려 둔 찹쌀과 백출을 함께 넣어 실로 묶는다.

4 큰 솥에 영계를 넣어 푹 잠길 정도로 물을 붓고 통파·마늘·생강 등으로 만든 양념장을 얹어 끓인다.

5 닭고기가 익으면 국물을 걸러서 기름을 제거해 준다.

6 고아진 닭고기를 뚝배기에 옮겨 담고 ❺를 부어서 조금 더 끓여서 소금과 후추로 간을 맞추면 된다.

정신 안정과 원기 회복에 좋은 음식 보약
조기매운탕

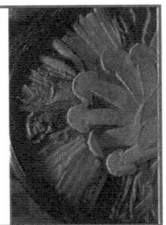

🌰 보약 음식의 효능

조기는 3대 영양소 중의 하나인 양질의 단백질과 아미노산이 풍부하게 함유되어 있다. 그리고 고도의 불포화지방산 같은 지질이 많으며, 이 밖에 탄수화물과 회분이 조금 들어 있다. 예로부터 기운을 북돋워 주는 영양식품으로 즐겨 먹었다.

조기는 순채를 넣어 국을 끓여 먹으면 위장에 좋고 기운까지 북돋워 준다.

재료의 특성

조기는 민어과의 바닷물고기로 보구치·수조기·참조기 등을 통틀어 일컫는다. 생김새는 민물붕어와 비슷하고 몸 길이가 40cm 가량이며, 몸통의 색깔은 잿빛의 은색이면서 광택이 있다. 조기는 모양과 색깔의 구분에 따라 참조기·수조기부세기·백조기보구치·흑조기 등으로 나누어진다.

보약 음식을 만드는 재료

조기 2마리, 양파 1/6개, 미나리 4줄기, 두부 1/4모, 쑥갓 2줄기, 대파 1뿌리, 양념장정종 1작은 술, 다진 마늘 1작은 술, 다진 생강 1/3작은 술, 고춧가루 3큰 술·국 간장·고추장, 소금 약간, 물 4컵

보약 음식 만드는 방법

1 조기를 씻어 비늘과 지느러미를 제거한다.

2 손질한 조기를 토막 내어 소금·후추·정종으로 재워 둔다.

3 양파를 굵게 채 썰고 미나리와 쑥갓은 5cm로 썬다.

4 두부는 사각형으로 파는 어슷하게 무는 나박하게 썬다.

5 냄비에 물 6컵을 붓고 무·다진 마늘·다진 생강을 넣고 육수를 만든다.

6 끓어오르면 생선·양파·두부·미나리·쑥갓·파 등을 넣고 끓인다.

7 고춧가루·고추장·국간장·소금을 넣어 간하면 된다.

머리카락을 검게 하고 인체의 노화를 방지하는
복령우유차

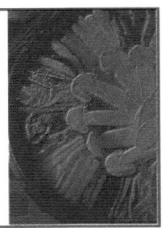

🌰 보약 음식의 효능

복령 우유차는 비장을 튼튼하게 하고 마음을 편안하게 한다. 몸을 자양하고 건강하게 하여 노쇠를 완화시킨다. 따라서 비위가 허약하고 소화가 잘 안 되는 허약한 사람에게 좋다.

재료의 특성

복령은 장수를 누리게 하고 머리카락이나 수염을 검게 하며 허약하고 손상된 몸을 보하고 돕는 효능이 뛰어난 약재이다.

특히 노년기에 면역 기능이 저하되어 질병에 대한 저항력이 약화된 상태에서 복령을 많이 복용하면 질병을 예방하면서 노쇠 또한 완화시키게 된다. 따라서 복령우유차는 노년기에 가장 좋은 음료라고 할 수 있다.

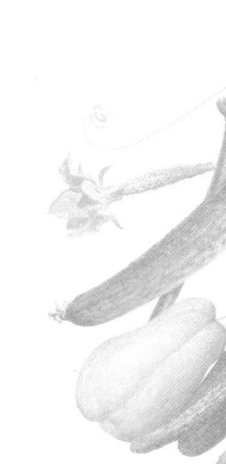

보약 음식을 만드는 재료

복령 10g, 우유 200ml.

보약 음식 만드는 방법

1 복령 가루를 약간의 물로 개어 놓고 가열시킨 우유를 부어 넣으면 된다.

2 매일 아침 공복에 마시고 저녁 잠자리에 들기 1시간 전에 마신다.

Tip

●●● 튀김을 먹을 때 토마토를 함께 먹으면 좋다. 그리고 기름기가 있는 음식을 먹을 때 토마토를 먹으면 소화를 촉진시키고 위의 부담을 덜어준다.

무릎 관절에 매우 효과적인 음식 보약
우슬돼지족발조림

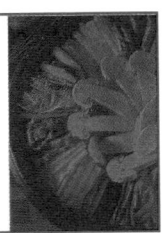

🥗 보약 음식의 효능

　우슬돼지족발조림은 나이가 들면서 관절이 닳아 버린 퇴행성 무릎 관절염이 나타날 경우 관절을 보호하면서 관절 부위에 맺힌 어혈을 풀어주는 데 효과가 있다.

재료의 특성

　우슬은 줄기 모양이 마치 소의 무릎처럼 생겼다고 해서 '쇠무릎지기'로 불리는 약초다. 한방에서 타박상이나 혈액 순환 장애로 발생하는 어혈을 풀어주고 열을 내려 주며, 근골을 튼튼하게 해 주는 데 쓰인다.

보약 음식을 만드는 재료

돼지족발 2개, 우슬 50g, 굵은 파 · 마늘 · 생강 · 소금 · 새우젓 약간

보약 음식 만드는 방법

1 우슬은 깨끗이 씻고 족발은 털을 깎아 낸 다음 깨끗이 씻어 둔다.

2 솥에 물을 붓고 우슬과 파 · 마늘 · 생강 · 소금 등으로 만든 양념장으로 간한다.

3 족발을 ❷에 넣고 센불로 끓이다가 약간 익으면 중불로 장시간 삶는다.

4 물이 졸여지면 족발을 건져 먹기 좋게 썬 다음 새우젓에 찍어서 먹는다.

Tip

●●● 홍차에 없는 비타민 C를 보충시키는 좋은 재료는 레몬이다. 그리고 홍차의 고유한 맛을 높여 주기 때문에 궁합이 잘 맞는다.

성인병과 중풍 · 부스럼 · 치통 치료에 좋은 음식 보약
칠리새우

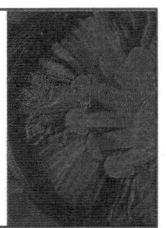

🌶 보약 음식의 효능

새우는 양질의 단백질과 칼슘 등이 다량으로 들어 있으며, 특히 지방이 적기 때문에 성인병의 퇴치에 알맞은 영양식품이다. 요리는 새우볶음 · 새우젓 · 새우튀김 등 다양하며 맛이 좋기 때문에 고급 요리의 재료로도 많이 쓰인다.

새우의 약효는 부스럼, 치통 등을 치료하며 회충의 퇴치에도 효과적이다. 그리고 옴으로 피부가 가려울 경우에 먹어도 좋다.

재료의 특성

새우는 절지 동물로 십각목, 장미아목을 통틀어 일컫는다. 몸은 딱딱한 껍질로 덮여 있고 머리 · 가슴 · 배 등으로 나눠진다. 머리와 가슴은 붙어 있으며 원통형의 굳은 딱지로 싸여 있다.

종류는 대하 · 도하새우 · 보리새우 · 젓새우 · 중하 등이며 한대에서 열대에 걸쳐서 민물과 바닷물 등에서 서식한다.

보약 음식을 만드는 재료

새우 400g30여 마리, 오이 1/4개, 양파 1/2개, 토마토 1/2개, 다진 마늘 1큰술, 스위트 칠리 소스 1/2컵, 고추씨 기름 1작은 술, 녹말가루 6큰술, 소금과 후추 약간, 튀김용 식용유

보약 음식 만드는 방법

1 손질한 새우를 깨끗이 씻은 다음 물기를 제거한다.

2 새우에 녹말 가루를 묻혀 10분 가량 둔다. 새우에 물기가 남아 있으면 녹말 가루 더 넣으면 된다.

3 180℃ 정도로 데운 기름에 새우를 튀긴다.
양파와 토마토를 굵게 다진다.

4 프라이팬에 기름을 두르고 양파·토마토·다진 마늘을 볶는다.

5 양파가 투명해지면 스위트 칠리 소스와 고추기름을 넣고 끓인다.

6 소금과 후추로 간을 맞춘 후 튀겨진 새우를 ❺에 넣어서 버무린다.

7 오이채를 썰어 두었다가 칠리 새우 위에 장식하면 된다.

구기자나뭇잎차

정력을 북돋워 주고 눈을 맑게 해주는 음식 보약

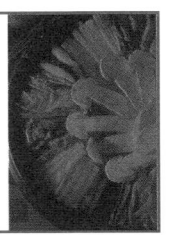

🍒 보약 음식의 효능

구기자 나뭇잎차는 인체의 허약을 보하고 정력을 북돋워 주며 열을 내린다. 갈증을 멎게 하고 풍을 몰아내며 눈을 밝게 한다. 따라서 이 약차는 주로 허약하고 과로에 의한 발열을 다스리며 열독에 의한 종기나 부스럼을 치료한다. 여성의 대하증과 노쇠를 완화시키며 인체를 건강하게 한다.

재료의 특성

현대 약리학 실험 결과에 의하면 구기자와 그 잎에는 비타민 C와 각종 아미노산이 풍부하게 함유되어 있는 것으로 밝혀졌다. 따라서 장기간 복용하면 인체의 내부 각 기관의 기능을 증강시키고 노쇠를 완화시키는 효능이 있다는 것이다.

그러므로 중, 노년기에 이 약차를 즐겨 마시면 건강한 노년기를 보낼 수가 있다.

보약 음식을 만드는 재료

구기자 나뭇잎과 연한 줄기 적당량.

보약 음식 만드는 방법

1	봄과 여름철에 구기자나뭇잎과 연한 줄기를 따서 깨끗이 씻는다.
2	끓는 물에 살짝 데쳐 내어 물기를 뺀다.
3	다시 이것을 잘게 썰어서 햇볕에 바싹 말린다.
4	그런 다음 솥에 넣고 황갈색이 되도록 볶아서 밀봉하여 보관한다.
5	마실 때는 구기자잎차 6g을 덜어 내어 찻잔에 넣고 끓는 물을 부어서 뜸을 들인 뒤 마신다.
6	이때 설탕을 조금 넣어 단맛을 내거나 벌꿀과 레몬을 넣어서 먹으면 더욱 맛있다.

술독 제거에 좋은 음식 보약
오징어찌개

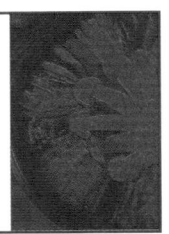

보약 음식의 효능

오징어찌개는 술을 많이 마시는 애주가나 혈액이 부족해서 나타나는 각종 질환 증세에 효과가 매우 탁월하다. 주의할 점은 요리할 때는 양념이 너무 맵지 않도록 해야 한다.

재료의 특성

오징어는 오징어과에 속하는 연체 동물로 성질이 순하면서 짠맛이 나는 해산물로 음기를 보충하고 혈액을 생성시키며 기를 강화해 주는 데 효과가 있다.

🧄 보약 음식을 만드는 재료

오징어 2마리, 호박 50g, 다진 파 · 조개 · 마늘 · 간장, 파 · 소금 약간

 보약 음식 만드는 방법

1 오징어의 내장을 제거한 다음 둥글게 잘라 둔다.

2 호박은 2~3㎝ 크기의 반달 모양으로 썰어 둔다.

3 조개는 해감이물질을 제거하는 작업시킨 후 소금을 약간 넣고 데친 다음

4 조개를 건져 내고 맑은 국물을 만든다.

5 ❸에 파 · 마늘 · 간장 · 소금 등으로 만든 양념장과 호박을 함께 넣어 끓이다가

6 조개와 오징어를 다시 넣고 끓이면 된다.

입맛이 떨어졌을 때 효과적인 음식 보약
갈치조림

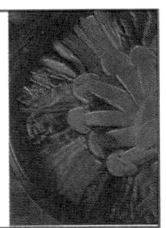

보약 음식의 효능

갈치는 4~5월에 난소가 숙성되어 지질이 많아지는데, 이때가 최고의 맛을 자랑한다. 갈치는 보편적으로 구이·튀김·조림 등으로 조리해서 먹는다. 이 밖에 피부의 은백색 가루에 침착된 구아닌의 결정을 원료로 이용해 인공진주를 만들기도 한다.

재료의 특성

갈치는 갈칫과에 속하는 바닷물고기로 몸의 길이는 1.5m 정도이고 혁대처럼 길고 몸통의 두께가 얄팍하다. 비늘이 없는 대신 은백색의 가루 같은 것이 덮여 있으며, 등지느러미와 뒷지느러미만 있다. 한국·일본·대서양 등에 분포되어 있다. 갈치는 배고픔을 참지 못하기 때문에 굶주릴 때는 같은 종의 꼬리를 뜯어 먹거나, 자신의 꼬리까지도 뜯어 먹는다.

🥩 보약 음식을 만드는 재료

갈치 1마리, 녹말가루 1/2컵, 무 1/2개, 마늘 3쪽, 굵은 파 1대, 홍고추와 풋고추 각 1/2개씩, 식용유 튀김용, 소금과 후춧가루 약간, 양념장 고춧가루 1큰 술, 간장 1/2큰술, 설탕 1큰술, 생강즙 1작은 술, 물 4큰술

🍐 보약 음식 만드는 방법

1	갈치껍질의 은백색 부분을 제거하고 내장을 뺀 뒤 깨끗이 씻는다.
2	씻은 갈치를 7cm 크기로 토막 내어 5mm 간격의 사선으로 칼집을 넣고 소금과 후춧가루를 뿌려 둔다.
3	무는 3cm 크기로 토막 내어 열십 자로 칼집을 넣은 다음 끓는 물에 데쳐서 찬물로 식힌다.
4	홍고추와 풋고추는 작게 썰어 둔다. 양념장을 만든다.
5	갈치는 녹말 가루를 묻혀 식용유에 튀긴다.
6	냄비에 무 · 고춧가루 · 간장 · 파 · 마늘 · 설탕 · 생강즙 · 물 등을 넣어 끓으면 튀겨 낸 갈치를 넣고 다음에 홍고추와 풋고추를 위에 뿌려 준다.

솔잎죽엽차

동맥 경화증에도 보조 치료 효과가 있는 음식 보약

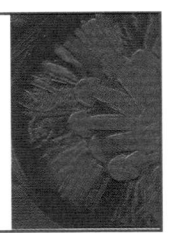

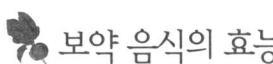 보약 음식의 효능

솔잎죽엽차는 피로를 해소하고 정신을 맑게 한다. 특히 이 약차는 동맥 경화증에도 보조 치료 효과가 있다.

솔잎과 대나뭇잎을 이용한 이 약차는 심장을 맑히고 편안하게 한다. 또 풍과 습을 몰아내며 사람의 눈과 정신을 맑게 하면서 건강을 유지시킨다.

재료의 특성

솔잎은 맛이 쓰고 그 성질은 온화하다. 주로 풍과 습을 몰아내고 모발이 생겨나게 하는 효능이 있는 것으로 알려져 있다. 따라서 솔잎은 부종이나 팔다리가 저리는 증상, 다리의 시큰한 통증, 풍치 등의 치료에 널리 응용된다. 또 감기나 뇌막염 등을 예방하고 치료하기도 한다.

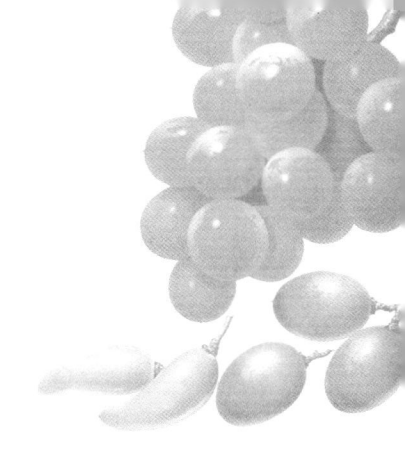

🍓 보약 음식을 만드는 재료

솔잎 150g, 대나무 잎 75g, 벌꿀 90g

🍐 보약 음식 만드는 방법

1 솔잎과 대나뭇잎을 깨끗이 씻은 뒤

2 물을 붓고 달여서 그 즙을 걸러 낸다.

3 걸러 낸 즙을 하루 3~5회 정도 마시는데 마실 때는 벌꿀을 타서 차 대신 마시면 좋다.

4

5

Tip

●●● 두부는 소화가 잘 되는 식품이다. 그리고 깨소금은 장을 편안하게 해 준다.

조루증 치료에 효과적인 음식 보약
해삼새우탕

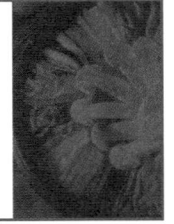

🍃 보약 음식의 효능

해삼새우탕은 정력을 도와주며 음기를 보해 주기 때문에 남성의 발기 부전증이나 조루증에 매우 효과적이고 특히 임산부의 태반이 약할 경우에도 매우 좋다.

재료의 특성

해삼은 스티코푸스과에 속하는 동물로 성질은 약간 차면서 맛이 달고 짠 해산물로 일명 '바다의 인삼'으로 널리 알려져 있다.

새우의 성질은 담담하면서 맛이 달고 짜다. 그렇기 때문에 신장의 기능을 보하면서 양기를 북돋워 주고 비장을 튼튼히 하면서 가래까지 삭혀 주는 효능이 있다.

보약 음식을 만드는 재료

말린 해삼 8개, 새우 3마리, 달걀 2개, 밀가루 2큰술, 기름 약간

보약 음식 만드는 방법

1 말린 해삼을 물에 불린 다음 씻어서 둘로 잘라 삶은 후 조각으로 썰어 둔다.

2 새우를 곱게 다져서 간으로 만들어 둔다.

3 ❷를 ❶의 조각에 붙여 밀가루를 묻힌 다음 달걀을 씌워 기름에 부친다.

4 장국물이 끓으면 ❸을 넣고 다시 끓이면 된다.
❹가 완성되면 그릇에 담아 내면 된다.

Tip

●●● 음식물이 체해서 설사를 할 때는 부추를 된장국에 넣고 끓이면 효과가 있다. 부추는 장을 튼튼하게 해 주므로 몸이 찬 사람에게 좋다.

간장과 신장 기능 향상에 효과적인 음식 보약
도미찜

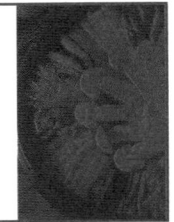

🥬 보약 음식의 효능

감성돔은 전형적인 흰살 고기로 단백질·지질·비타민 A·수용성 비타민이 적절하게 들어 있다. 도미 종류는 필수영양소가 골고루 갖춰져 있으며, 특히 미네랄 성분이 풍부해서 간장과 신장의 기능을 향상시키고 소화에도 좋은 효과가 있다.

재료의 특성

연안성의 도미는 감성돔과의 어종을 통틀어 일컫는다. 모양은 타원형이고 몸통은 납작하면서 붉은색을 띠며 비늘이 둥글고 크다. 종류는 참돔·감성돔·청돔·새눈치·황돔·붉돔·녹줄돔·실붉돔 등이 있다. 이 중에서 으뜸은 참돔으로 생김새가 매우 아름다우며 길이가 1m에 달하는 것도 있다.

보약 음식을 만드는 재료

도미 1마리, 양념장청주, 참기름 1큰술, 물 1/2 컵, 애호박·당근·양파 1/4개씩, 새 송이버섯 1개, 소금과 후춧가루 약간, 은행 홍삼 소스은행 20개, 시판 홍삼 농축액 3/4 컵, 대추 3~4개,

보약 음식 만드는 방법

1 비늘을 벗긴 도미의 내장을 제거한 후 양쪽으로 깊게 칼집을 넣는다.

2 도미에 양념을 한 후 200℃의 오븐에서 20분간 굽는다.

3 애호박·당근·양파 등을 5cm 길이로 곱게 채 썰고, 새 송이버섯은 2cm 길이로 굵직하게 썬다.

4 은행은 껍질을 벗기고 대추는 돌려 깎기 하여 길이로 4등분한 다음 홍삼 농축액과 섞어 은행 홍삼 소스를 만든다.

5 구운 도미의 칼집 사이사이에 애호박·당근·양파 채 등을 끼워 넣는다.

6 프라이팬에 도미와 새 송이버섯을 놓고 은행 홍삼 소스를 뿌려 가며 자작하게 조린다.

뇌를 건강하게 하는 음식 보약
단삼차

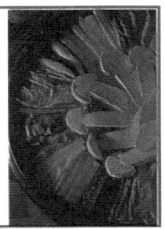

 보약 음식의 효능

단삼에는 항노쇠 작용이 있고 면역력 증강 작용이 있으며 손상된 조직을 재생시키고 회복시키는 데도 뛰어난 효능이 있다. 신경 쇠약을 다스리고 건망증을 개선하며 지능의 감퇴를 치료하는 효능이 있다. 따라서 공부하는 학생이나 신경을 많이 쓰는 직장인들이 마시면 좋고 노년기의 건망증을 개선하는 데도 좋은 효과가 있다.

재료의 특성

단삼은 네 가지 약재의 효능을 발휘한다. 단삼에는 숙지황·당귀·백작약·천궁의 네 가지 약재로 구성된 사물탕의 약효와 동일한 효과가 있다. 단삼은 과로와 혈허를 다스리고 어혈과 복통을 개선시킨다. 또 뱃속의 혹이나 월경 불순, 월경통을 치료하는 효과가 있고 가슴앓이나 뼈마디의 통증 개선에도 좋은 작용이 있다.

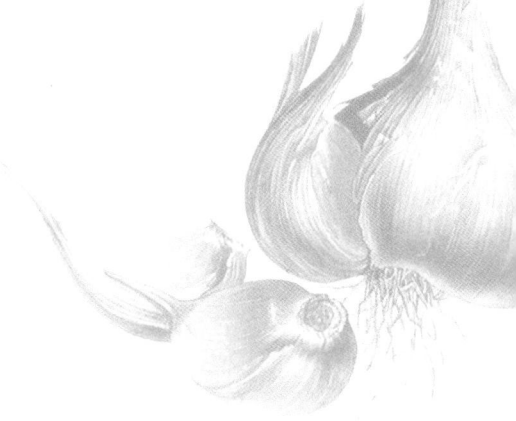

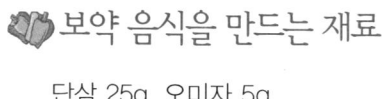 보약 음식을 만드는 재료

단삼 25g, 오미자 5g.

보약 음식 만드는 방법

1 위의 약재를 물로 달여서 복용한다.

2 차 대신 수시로 마신다.

> **Tip**
> ••• 메밀가루는 루틴의 성분이 있어 모세 혈관을 튼튼하게 하고 변비에 효과가 있다. 배변이 잦은 사람은 메밀국수를 계속 먹으면 낫는다.

소변통 치료와 산후 회복에 효과가 있는 음식 보약
목통가물치국

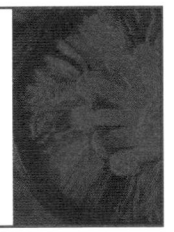

🌰 보약 음식의 효능

목통가물치국은 몸에 열이나 화가 많고 부기가 심하거나, 부종으로 인한 비만과 산후 비만일 경우에 좋은 효과를 기대할 수가 있다.

🧄 재료의 특성

목통은 으름나무의 덩굴을 말하는데, 성질이 매우 차갑기 때문에 소변을 잘 배설하게 하고 부기를 제거해 준다.

가물치는 출산 후 모유가 잘 나오지 않을 경우 푹 고아서 산모에게 먹이면 해결되고 부기를 빠지게 하는 효능까지 있기 때문에 예로부터 산후조리 음식으로 인기를 얻고 있는 요리이다.

보약 음식을 만드는 재료

가물치 1마리, 목통 30g, 애호박 1조각, 표고버섯 3쪽, 간장·기름·후추·파·마늘·생강 약간

보약 음식 만드는 방법

1 맑은 장국을 끓이다가 물을 붓고 목통·간장·마늘·후추 등으로 만든 양념장을 넣고 오래 끓여서 맛이 우러나오게 한다.

2 가물치를 씻은 다음 1/2로 토막 내고 뼈를 발라 낸 후 3~4cm 정도 크기로 잘라서 장국에 넣고 푹 달인다.

3 ❷가 끓으면 썰어 놓은 애호박·표고버섯·파·마늘·생강 등을 넣고 다시 끓이면 된다.

Tip
●●● 효모는 빵맛을 매우 좋게 한다. 필수아미노산과 무기질 등 많이 들어 있어 소화가 잘 된다.

정력, 강장제로 애용되는 음식 보약
해삼탕

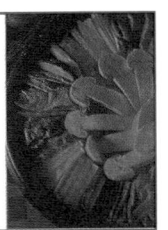

🌿 보약 음식의 효능

해삼은 90%가 수분이며, 나머지는 단백질·지질·당질·회분·칼슘·인·철분·나트륨·칼륨·비타민 등이다. 그중에서 단백질과 당질의 양이 적은 반면 회분이 많이 들어 있다.

더구나 칼슘·철·인 등을 제외하면 영양 가치가 적고 비타민의 함량도 매우 적게 들어 있다. 신장을 튼튼하게 해 주고 기운과 정력을 북돋워 주는 정력, 강장제로 쓰이고 있다.

재료의 특성

해삼은 몸은 부드럽고 오이 모양이면서 온 몸에 돌기가 많이 돋아 있으며, 검푸른 갈색이나 검붉은 갈색을 띠고 있다. 날로 먹거나 말려서 요리에 사용하며 내장은 젓갈을 담가 먹는다. 한국과 일본 등지의 바다에 분포하고 있으며 일명 '바다의 삼'으로 일컫고 있다. 이것은 산삼이나 인삼만큼 성분이나 약효가 좋다는 의미다.

보약 음식을 만드는 재료

해삼 250g, 죽순 반개, 표고 3장, 대파와 생강 약간, 양념장다진 생강 1작은 술, 간장 1큰술, 굴 소스 1큰술, 설탕 1/2작은 술, 청주 2큰술, 육수 100㏄, 후추·참기름·전분·물

보약 음식 만드는 방법

1 해삼을 1㎝ 두께로 썰고, 표고는 3등분하고, 죽순은 0.5㎝로 썬다.

2 끓는 물에 해삼·죽순·표고 등을 데쳐 낸다.

3 프라이팬에 식용유를 두르고 대파와 생강을 볶아 낸 다음 간장과 청주로 향을 낸다.

4 프라이팬에 향이 나면 ❷의 재료를 넣어 볶은 다음 육수를 넣는다.

5 육수가 끓으면 굴 소스와 설탕으로 맛을 낸 다음 물과 전분으로 농도를 맞춘 후 불을 끈다.

6 완성된 해삼에 후추와 참기름을 버무린 후 접시에 담아 내면 된다.

병후의 허약 체질이나 만성 질환에 좋은 음식 보약
검은콩차

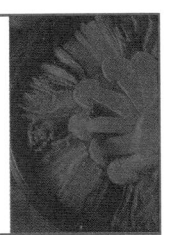

🍃 보약 음식의 효능

검은콩차는 인체에 풍부한 단백질과 각종의 비타민을 보충한다. 해독과 자양, 강장의 효능이 있어 병후의 허약 체질이나 만성 질환으로 인해 빚어진 부종·현기증·무기력증을 치료하기도 한다. 검은콩은 또한 약물 중독을 해독할 수도 있다.

재료의 특성

검은콩에는 풍부한 단백질과 지방·카로틴·비타민 B_1·B_2 등이 함유되어 있다. 또 콜레스테롤의 배설을 촉진시키는 성분이 들어 있어 혈지질을 낮추기도 한다.

이 약차를 꾸준히 복용하면 인체의 저항력을 높여 주고 건강 회복에 유익하다.

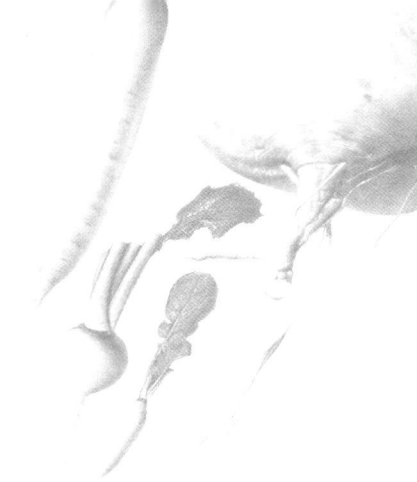

보약 음식을 만드는 재료

검은콩 적당량.

🍐 보약 음식 만드는 방법

1 검은콩을 깨끗이 씻어서 물에 2~4시간 정도 담가 불린다.

2 그런 다음 물기를 빼고 믹서 또는 분쇄기에서 곱게 부순다.

3 물을 붓고 푹 끓여서 걸쭉해지면 그 즙을 걸러 낸다.

4 이렇게 만든 콩즙 적당량에 끓는 물을 부어 저어서 하루 2~3회 마신다.

5 마실 때는 소금이나 설탕을 조금 넣어 먹어도 된다.

> **Tip**
> ••• 쌀은 나트륨과 지방질이 적기 때문에 비만 체질인 사람이나 알레르기를 일으키는 사람에게 좋은 식품이다.

남자의 양기 향상에 매우 좋은 음식 보약
부추찹쌀죽

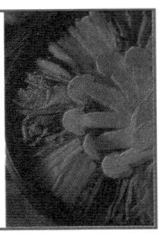

🥗 보약 음식의 효능

부추찹쌀죽은 오장을 편하게 해 주고 설사를 멈추게 하면서 차가워진 허리와 무릎을 따뜻하게 보해 준다.

특히 남성들의 양기를 북돋아 주기 때문에 고개 숙인 남성들에게 좋다.

재료의 특성

부추는 성질이 따뜻하면서 매운맛이 있기 때문에 소화기관을 따뜻하게 보해 준다. 찹쌀은 성질이 따뜻하면서 맛은 달기 때문에 멥쌀보다 찰지고 소화기관을 도와 설사를 멈추게 하는 효능이 있다.

보약 음식을 만드는 재료

부추 50g, 찹쌀 ½컵, 소금 약간, 물 5컵

보약 음식 만드는 방법

1 찹쌀을 깨끗이 씻어 물에 불렸다가 건져서 물을 붓고 죽처럼 쑨다.

2 ❶이 끓으면 불을 약하게 하여 쌀알이 푹 퍼지게 쑨다.

3 ❷가 거의 퍼졌을 때 부추를 썰어 넣고 다시 쑨다.

4 죽의 표면에 거품이 일면 소금으로 간하여 뜸을 들인다.

Tip
●●● 팥죽은 이뇨와 변통에 매우 효과가 높다. 팥의 껍질에 있는 사포닌과 식이성 섬유에 의한 것으로 심장병·신장병·각기병과 부종, 변비 해소에 매우 좋다.

칼로리가 많은 고단백 식품 음식 보약
오징어양념구이

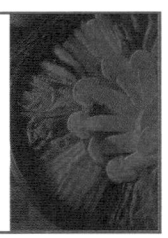

🌶 보약 음식의 효능

오징어뼈는 오적어골·해표초·묵어골 등으로 불린다. 처방은 지혈제와 안약으로도 사용되며 부인의 누혈과 귀가 들리지 않을 때에도 많이 사용한다. 특히 오징어뼈는 혈액순환을 원활하게 하고 한습을 제거하며, 빈혈과 혈붕자궁출혈 등을 다스린다. 또한 만성 임질, 귀에서 고름이 나올 때, 토혈, 종기 등에 매우 좋다.

재료의 특성

오징어는 오징어과의 연체 동물로 두족강 갑오징어목과 살오징어목의 일부 종들을 통틀어 일컫는다. 머리 부분에 다섯 쌍의 다리가 있고 그 중 1쌍의 촉완에 있는 흡판으로 먹이를 잡는다. 몸통 끝에 지느러미가 있고 적을 만나면 먹물을 토하면서 도망간다. 종류는 참오징어·물오징어·쇠갑오징어·귀꼴뚜기 등이 있다.

🌿 보약 음식을 만드는 재료

오징어 1마리, 양념장고추장 1큰술, 진간장 1작은술, 설탕 1/2큰술, 다진 마늘 1작은술, 다진 파 1작은 술, 청주 1작은 술, 참기름 1작은술, 후춧가루 약간

🍐 보약 음식 만드는 방법

1 오징어의 내장을 깨끗하게 제거한 다음 씻는다.

2 다리의 흡반을 훑어 내어 씻은 다음 물기를 제거한다.

3 양념장을 만든다.

4 달궈진 프라이팬이나 석쇠에 통째로 오징어를 돌려가면서 굽는데,

5 통통해지면 양념장을 두서너 번 발라가면서 계속 굽는다.

6 구운 오징어를 둥글게 썰어 접시에 담고 다리는 끝을 약간 잘라 내고 하나씩 떼어서 담는다.

7

노화된 피부를 펴주는 작용을 하는 음식 보약
레몬차

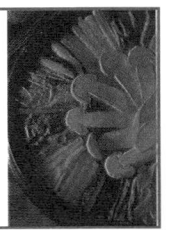

🍃 보약 음식의 효능

레몬에는 레몬산이 함유되어 있어 노화된 피부를 펴주는 작용이 있다. 진액을 생성시켜 갈증을 멎게 하고 피부 미용에 좋은 효과가 있다.

이 약차를 만들어 수시로 마시면 피부가 고운 미인이 될 수 있다.

재료의 특성

레몬에 함유되어 있는 비타민 C는 피부의 멜라닌 색소를 분해시키는 작용이 있기도 하다. 벌꿀 또한 피부에 유익한 영양분의 보고이다.

비타민 B_1·B_2·B·C 등 다양한 비타민이 들어 있어 피부를 자양하고 윤택하게 한다.

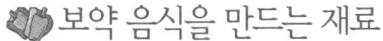 보약 음식을 만드는 재료

레몬 100g, 설탕 약간, 오렌지 주스 100ml, 벌꿀 25ml.

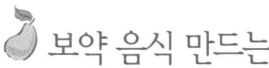 보약 음식 만드는 방법

1 레몬은 쪼개어서 씨를 발라 낸 뒤

2 믹서에 넣고 간 뒤 그 즙을 짜내어 찻잔에 담는다.

3 여기에 벌꿀을 넣고 잘 저은 뒤 다시 설탕과 오렌지주스를 섞으면 된다.

4

5

Tip

••• 굴은 약간 비릿한 맛이 있고 미생물이 있어 식중독의 우려가 있다. 그러나 동치미 국물에 넣어 마시면 이러한 단점이 해결된다.

갱년기와 화병에 효과가 좋은 음식 보약
구기자돼지고기찌개

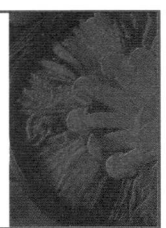

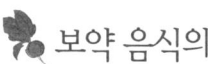 보약 음식의 효능

구기자돼지고기찌개는 신장을 보하고 음이 부족하여 허화가 상승하는 것을 내려 주며 건조한 것을 윤택하게 해 주는 데 효능이 좋다. 특히 돼지고기 중에서 간과 신장이 사람에게 매우 유익하다.

재료의 특성

돼지고기는 성질이 차갑고 맛이 달기 때문에 비장·위장·신장 등에 효과적인 작용을 한다. 구기자는 신장을 도와 화를 내려 주고 음을 보해 주는 데 좋은 약재이다. 돼지고기와 구기자가 합쳐지면 화와 열을 동시에 내려 주고 음을 보해 주는 효과가 더욱 강해진다.

보약 음식을 만드는 재료

구기자 100g, 돼지고기간, 콩팥 약간 포함 500g, 두부 1/2모, 김치 1/4포기, 떡볶이용 작은 흰떡 6자루, 파 1개 · 마늘 · 생강 · 고춧가루 약간

보약 음식 만드는 방법

1 구기자를 깨끗이 씻어서 물에 불려 둔다.

2 알맞게 익은 김치를 먹기 좋게 썰어 두고 파는 4cm 크기로 자르고 마늘은 다져 둔다

3 전날 맵지 않을 정도로 생강 · 마늘 · 고춧가루 등으로 만든 양념장을 미리 만들어 둔다.

4 냄비에 김치 · 고춧가루 · 돼지고기 · 간 · 콩팥 · 파 · 다진 마늘 등을 순서대로 얹은 다음

5 육수를 충분히 붓는다.

6 강한 불로 끓이다가 김치가 물러지면 흰떡과 두부를 넣어 중불로 서서히 끓이면 된다.

미꾸라지튀김

고혈압, 동맥 경화, 양기 부족에 효과적인 음식 보약

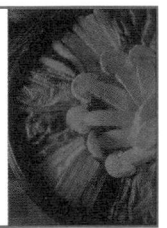

보약 음식의 효능

미꾸라지에는 다른 동물성 식품에 없는 비타민 A가 다량으로 들어 있기 때문에 피부를 건강하게 해 준다. 그 중에 지방은 고급 불포화지방산이기 때문에 고혈압·동맥 경화·비만증 등에 효과적이다. 또한 칼슘은 무기질미네랄이기 때문에 강장에 매우 좋다. 그래서 옛날부터 정력을 강화시켜 주는 강장, 강정식품으로 애용되고 있다. 그리고 하루에 미꾸라지 20여 마리를 먹으면 양기 부족이 보완된다.

재료의 특성

미꾸라지는 기름종갯과의 민물고기다. 몸의 길이는 10~20cm이고 등은 암감람색이고 배쪽은 담황색이면서 머리와 배쪽을 제외한 몸에는 작은 흑점이 있다. 입가에 수염이 달려 있고 몸통이 가늘면서 길고 몹시 미끄럽다.

보약 음식을 만드는 재료

미꾸라지 30g, 맛소금, 후추, 생강즙, 식용유, 치커리, 방울토마토, 튀김옷계란1개, 냉수 3/4컵, 밀가루 1컵, 녹말가루 1/3컵, 소금 약간

보약 음식 만드는 방법

1	미꾸라지에 소금을 뿌려 거품을 제거한다.
2	❶에 맛소금·후추·생강즙 등을 뿌린 다음 밀가루를 묻힌다.
3	그릇에 계란·냉수·소금 등을 넣어 푼 다음
4	밀가루, 녹말가루 등을 넣어 가볍게 저어서 튀김옷을 만든다.
5	❷에 ❸을 입혀서 170℃로 끓는 식용유에 넣어 튀겨 낸다.

Tip

●●● 허브는 독특한 향기와 맛이 있어 버터의 느끼한 맛을 감소시키는 효과와 콜레스테롤을 억제하는 효과가 있다.

불면증과 갈증에 좋은 음식 보약
연자심차

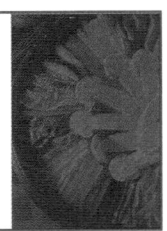

🌺 보약 음식의 효능

연자심차는 심장을 맑게 하고 열을 배설시킨다. 또 고혈압과 유정에도 효과가 있다. 특히 비만을 치료하는 한방 약차로 알려져 있다. 속이 답답하고 갈증이 나는 증상을 다스린다. 가슴이 답답한 불면증을 개선하고 열병으로 인해 갈증이 나는 증상도 치료한다. 특히 비만증을 다스리는 효과가 커 다이어트에 활용하면 좋은 효과를 볼 수 있다.

🧄 재료의 특성

연자심은 연의 성숙한 종자에서 빼낸 녹색 배아이다. 지금까지의 연구 결과에 의하면 연자심에는 생물 알칼리 성분이 들어 있는데 이것이 혈압을 내리게 하는데 비교적 강한 작용이 있는 것으로 알려져 있다. 이러한 연심차는 일반적으로 심화가 거세어 빚어진 증상을 개선하는 데 뛰어난 효과가 있다. 심화를 배설시키기 때문이다.

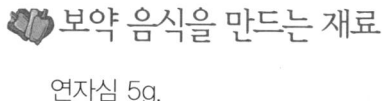 보약 음식을 만드는 재료

연자심 5g.

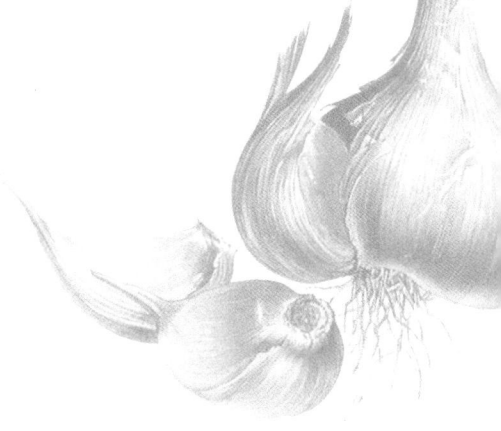

보약 음식 만드는 방법

1 연자심을 찻잔에 넣고 끓는 물을 부어서

2 5분쯤 우려내어 마신다.

3 매일 2~3회씩 마시면 된다.

Tip
••• 순대는 고단백 지방으로 열량이 높고 강장 효과와 조혈 기능을 향상시킨다. 돼지비계와 채소는 변비에 좋다.

발기 부전과 조루증 치료에 좋은 음식 보약
음양곽꼬리곰탕

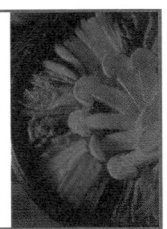

🌿 보약 음식의 효능

음양곽꼬리곰탕을 즐겨 복용하면 항상 음탕한 생각을 하게 되고, 특히 하루에 백 회나 교합할 수 있다는 의미에서 붙여진 것이다. 이 밖에 정액의 분비 촉진 작용이 강하고 혈압 강하 작용이 있기 때문에 관상동맥의 혈류량을 촉진시키며, 산소 결핍 증상을 해소시켜 준다. 또한 혈당과 고지혈증을 낮추고, 신체의 면역 기능을 촉진시킨다.

🧄 재료의 특성

삼지구엽초는 매자나뭇과에 속하는 다년생초로 말린 잎은 음양곽이라고 불리는 유명한 약재이다. 잎과 마찬가지로 줄기와 열매도 한약재로 쓰인다. 음양곽의 효능은 신장이 허약해서 나타나는 발기 부전·유정·허리와 무릎 연약·무력증·여성의 자궁 냉증으로 임신이 되지 않는 증상 등이다.

🥗 보약 음식을 만드는 재료

쇠꼬리 600g, 음양곽 30g, 파 1개, 통마늘 6개, 소금, 후추 약간

🍐 보약 음식 만드는 방법

1	쇠꼬리를 4㎝ 크기로 잘라서 구입을 한다.
2	솥의 물이 끓으면 불을 줄이고 음양곽과 쇠꼬리를 넣어 고기가 익을 때까지 끓인다.
3	끓는 중간에 썰어 놓은 파와 통마늘 등을 넣고 끓이면서 기름과 거품을 걷어 낸다.
4	쇠꼬리의 살이 물렁해지면 건져 내고,
5	국물은 식혀서 최종적으로 기름을 걷어 낸 다음 약효가 우러난 음양곽 건더기를 건져 낸다.
6	국물을 다시 불에 올려 양념한 쇠꼬리를 넣고 다시 끓인다.
7	❺가 완성되면 그릇에 담아 내서 소금, 후추로 간을 맞추면 된다.

정력제의 최고인 음식 보약
민물장어구이

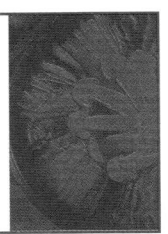

🥬 보약 음식의 효능

뱀장어의 구성 요소는 단백질·지방·칼슘·회분·인·비타민 A,·B_1·B_2·나이아신 등이 들어 있다. 요리는 뱀장어탕·뱀장어회·뱀장어구이 등이 있다. 특히 뱀장어는 비타민 A가 쇠고기의 200배 이상 들어 있기 때문에 예부터 정력 식품으로 알려져 왔다. 구워서 먹으면 맛이 일품이다.

재료의 특성

민물장어는 뱀장어과의 물고기다. 몸의 길이는 60㎝ 정도이고 몸통이 가늘며, 누런 색이나 검은색을 띠고 배는 은백색이다. 배지느러미가 없고 잔 비늘은 피부에 묻혀서 보이지 않는다.

🔖 보약 음식을 만드는 재료

장어 2마리, 생강 3쪽, 통깨 약간, 구이 장, 장어 뼈와 머리, 한약재
대추·잣·감초·구기자약간 달인 물 1ℓ, 청주와 간장 각 1/2컵, 물엿과 고추장 각 3큰술, 고춧가루·마늘·생강즙 각 1큰술

🍐 보약 음식 만드는 방법

1 손질한 장어에서 포를 뜬다. 장어뼈와 머리도 깨끗이 씻어 둔다.

2 냄비에 뼈와 머리를 넣고 한약재 달인 물 1ℓ를 넣어 약한 불로 1컵 정도가 될 때까지 달인다.

3 준비한 육수에 간장·물엿·고추장·고춧가루·청주·마늘·생강즙 등을 넣고

4 충분히 끓여 걸쭉한 구이장을 만든다.

5 포를 뜬 장어는 뜨겁게 달군 석쇠에 올려 애벌구이한 다음 구이장을 발라 가면서 앞뒤로 굽는다.

6 익힌 장어를 5cm 길이로 썰어 그릇에 담고 통깨를 뿌린 다음 곱게 썬 생강채를 곁들이면 된다.

고지혈증이나 비만, 고혈압 등에 좋은 음식 보약
녹차우유

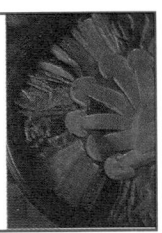

🌿 보약 음식의 효능

녹차우유는 인체의 허약을 보하고 위장을 유익하게 한다. 진액을 생성시켜 대장을 윤택하게 하는 효과 또한 뛰어나다. 따라서 이 약차는 소화 불량을 다스리고 변비를 치료한다. 특히 비만 치료에 탁월한 효과가 있다.

재료의 특성

우유는 인체의 허약과 손상을 자양하고 피부를 윤택하게 하며 대장의 기능을 원활하게 한다.

녹차잎은 소화 작용과 다이어트 효과가 있어 고지혈증이나 비만증, 고혈압 등의 치료에 주로 응용된다.

특히 녹차잎은 혈지질의 분해 속도를 빠르게 하므로 다이어트 효과를 나타낸다.

🥛 보약 음식을 만드는 재료

우유 100ml, 녹차잎 3g

🍐 보약 음식 만드는 방법

1 먼저 녹차를 찻잔에 넣고

2 끓는 물을 부어서 찻물을 우려 낸다.

3 한편 우유는 냄비에 넣어서 끓인다.

4 여기에 녹차 물을 부어 섞으면 된다.

5 하루에 1~2회씩 마신다.

Tip

••• 족발은 허리와 다리를 튼튼하게 해 주고 위장의 작용을 돕고 피부를 곱게 하는 효과가 있다. 유즙의 분비를 촉진시키는 효과도 있다.

발기 부전에 특효인 음식 보약
파고지추어탕

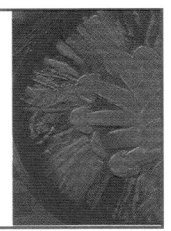

🌿 보약 음식의 효능

파고지추어탕은 몸을 따뜻하게 해 주고 하초의 기능이 약해서 나타나는 발기 부전·성 기능 허약·냉습증·허리와 무릎 통증, 냉증 등의 증세에 매우 좋다.

🧄 재료의 특성

파고지는 미꾸라지처럼 피부가 미끈거리기 때문에 붙여진 이름이다. 성질이 따뜻하고 맛이 달기 때문에 중초를 보해 설사를 멈추게 하고 하초의 기능을 도와준다.

9~10월경 타원형의 핵과로 검게 익는 열매는 허리와 무릎이 시리고 통증이 나타나거나, 오줌이 잦거나, 소화가 잘 안 되거나, 새벽마다 설사하는 것 등에 효능이 있다.

🧄 보약 음식을 만드는 재료

미꾸라지 400g, 파고지 100g, 미나리 100g, 양배추 150g, 풋고추, 홍고추 각 1개, 파 1개, 통마늘 5쪽, 고추장·된장·생강·간장·후추·산초 가루 약간

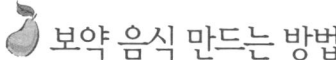

보약 음식 만드는 방법

1	미꾸라지에 소금을 넣어 거품과 해감을 제거한 다음
2	형체가 보이지 않을 정도로 삶아 체에 으깨어 건더기를 걸러 낸다.
3	걸러진 국물에 육수를 더 붓고 파고지와 함께 된장·간장·고추장 등을 풀어서 끓인다.
4	❷가 끓으면 잘게 썬 미나리, 양배추를 넣고 끓이다가 부드러워지면
5	파·마늘·생강·고추를 넣어 또다시 끓인다.
6	❸이 완성되면 간장으로 간을 맞추고 산초, 후춧가루를 넣으면 된다.

고혈압과 비만에 효과적인 음식 보약
다시마게살냉채

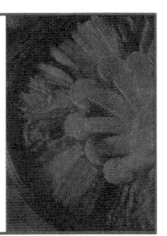

🍂 보약 음식의 효능

다시마는 알칼리성의 식품이기 때문에 해조류 중 가장 우수한 영양식품이다. 구성 요소는 칼슘·알긴산·라미닌·회분·비타민 A·B_{12} 등이며 요오드가 다량 들어 있기 때문에 비만증과 고혈압의 예방에 탁월하다. 라미닌은 혈압을 내리하고 다시마차는 자양식품이기 때문에 동맥 경화의 예방에 좋다.

재료의 특성

다시마는 갈조류에 속하는 식물로 길이가 2~4m이고 몸통이 누르스름한 갈색이나 검은 갈색을 띠며 바탕이 두껍고 미끄럽다. 식용으로도 사용되지만 요오드의 원료로도 쓰인다. 한해성의 식물로 태평양 연안에 20여 종이 있으며 제주·거제도·흑산도 등지에 분포되어 있다.

보약 음식을 만드는 재료

생다시마 70g, 게살 100g, 치커리 30g, 배 약간, 간장 소스간장 3큰술, 식초 1큰술, 레몬즙 1큰술, 설탕 1/2큰술, 깨소금과 참기름 각 1작은술, 다진 마늘 1/3작은술

보약 음식 만드는 방법

1 생다시마를 물로 씻으면서 짠맛을 우려내고 적당한 길이로 자른다.

2 게살과 치커리는 적당한 크기로 뜯어서 놓는다.

3 간장 소스를 만든다.

4 접시에 준비한 다시마와 게살·배·치커리 등을 담고 ❷의 간장 소스를 곁들이면 된다.

> **Tip**
> ••• 파전은 파의 향기와 맛 성분인 황하아릴은 어패류에 있는 비타민 B_1의 흡수를 높여 주고 혈중에서 지속적으로 활성을 유지시켜 준다.

심장병과 고혈압, 가슴앓이에 좋은 음식 보약
감잎차
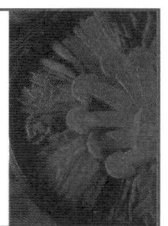

🌿 보약 음식의 효능

감잎차는 콜레스테롤의 수치를 낮추고 빈혈을 예방한다. 혈관을 부드럽게 하고 다이어트 효과를 나타낸다.

차로 마시고자 할 때는 감잎 가루를 적당량을 찻잔에 넣고 끓는 물을 부어 우려내면 된다. 이때 벌꿀과 레몬즙을 조금 섞어서 마시면 보다 좋은 효과를 볼 수 있다.

재료의 특성

감잎에는 카로틴이나 비타민 C 등이 풍부하게 함유되어 있다. 따라서 혈압을 내리고 혈액 순환을 촉진시키는 효능이 있다. 그 결과 관상동맥의 경화성, 심장병과 고혈압, 가슴앓이에 뚜렷한 생리 활성 작용을 발휘하는 것으로 밝혀졌다.

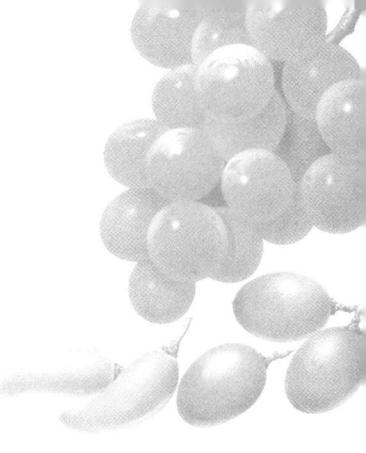

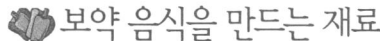 보약 음식을 만드는 재료

감잎 300g, 벌꿀 50g, 레몬즙 약간

 보약 음식 만드는 방법

1 감잎을 따서 깨끗이 씻은 다음

2 끓는 물에 살짝 데쳐 낸다.

3 이렇게 데쳐 낸 감잎을 응달에서 바짝 말린 후 분말로 부수어 둔다.

4 감잎의 20배의 물을 붓고 끓이다가 그 양이 절반 정도 남았을 때 약액을 걸러 낸 뒤

5 벌꿀과 레몬즙을 섞어서 하루에 3~5회 정도 차 대신 꾸준히 마신다.

Tip

●●● 등푸른 생선에는 타우린이 들어 있는데 이것은 콜레스테롤 수치를 감소시키고 심장을 보호하며 간의 해독 작용을 돕기 때문에 당뇨병 환자에게 좋다.

고혈압과 당뇨에 효과가 좋은 음식 보약
칡대구탕

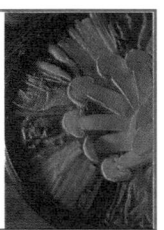

 보약 음식의 효능

칡대구탕은 뒷목과 어깨 등이 뻐근하고 두통이 있거나, 눈이 충혈되고 음주로 주독이 심하거나, 얼굴이 붉게 상기가 잘 되거나 · 고혈압 · 당뇨 · 동맥 경화 · 간질환 등에 아주 좋다.

재료의 특성

대구는 대구과에 속하는 바닷물고기로 인체의 기를 북돋우는 데 효험이 있고, 예로부터 산모의 모유가 잘 나오지 않을 때 대구포를 먹었다. 다른 생선에 비해 지방이 적기 때문에 담백하면서 맛이 좋다. 기름간유을 뽑아 의학용으로 쓰는데, 간유에는 비타민 A와 D가 많이 함유되어 있다.

보약 음식을 만드는 재료

대구 1마리, 갈근칡 30g, 무 1/4개, 파 1개, 된장 · 고추장 · 마늘 약간

보약 음식 만드는 방법

1 쌀뜨물에 고추장, 된장을 풀고

2 칡과 나박하게 쓴 무, 굵게 썬 파, 다진 마늘 등을 넣어서 끓인다.

3 맛이 우러나면 비늘을 긁어 낸 대구를 5㎝ 길이로 토막 내어 넣고 다시 끓이면 된다.

Tip

●●● 멸치조림을 할 때 참기름을 쓰면 멸치에도 지방성분이 있기 때문에 풋고추의 베타카로틴이 항암의 효과를 높인다.

콜레스테롤 수치 강하와 빈혈 예방에 좋은 음식 보약
굴밥

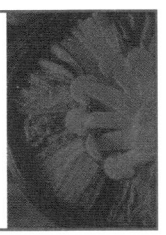

🥕 보약 음식의 효능

굴은 3대 영양소와 함께 비타민과 미네랄에 이르기까지 영양분이 풍부하게 들어 있기 때문에 완전 식품인 우유와 맞먹는다. 굴의 지방질은 콜레스테롤의 수치를 강하시키는 다량의 불포화지방산이 들어 있다. 당질도 우유보다 뛰어나며, 글리코겐포도당의 저장 형태이 다량 들어 있어 건강식품으로 인기를 누리고 있다.

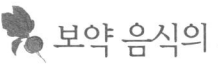 재료의 특성

굴의 왼쪽 껍데기는 바위 등에 붙고 오른쪽 껍데기는 작고 볼록하다. 두 껍데기 연결부에 이빨은 없고 검은 인대로 닫혀 있다. 껍데기는 1년에 길이가 약 7㎝, 무게가 약 60g이며 2년에 길이가 10㎝, 1무게가 40g 가량으로 자라지만 이후엔 성장이 몹시 느리다.

🧂 보약 음식을 만드는 재료

중간 굴 100g, 불린 쌀 180g, 당근 10g, 미나리 10g, 표고버섯 1/2장, 밤 · 대추 · 참기름 약간 · 김 가루 약간, 굴밥 간장양조간장 50g, 맑은 조선간장 50g, 물 50g, 설탕 5g, 다진 쪽파 30g, 다진 청양고추 20g, 참기름과 깨 약간

🧄 보약 음식 만드는 방법

1 쌀을 물에 담가 약 1~3시간 가량 불린다.

2 굴을 염도가 약한 소금물로 씻은 다음 물기를 제거한다.

3 야채는 가로 세로 0.5㎝로 썰어 준다.

4 밥솥에 불린 쌀과 흑미를 넣고 물을 맞춘다.

5 ❹에 준비된 야채를 넣고 밥을 짓는다.

6 굴밥 간장을 만들어 밥과 함께 먹으면 된다.

감귤레몬차

변비, 흡연하는 사람에게 좋은 효과가 있는 음식 보약

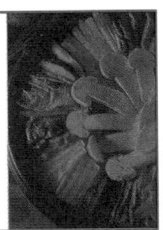

보약 음식의 효능

감귤레몬차는 잇몸의 출혈이나 변비, 흡연하는 사람에게 좋은 효과가 있으므로 술을 좋아하고 담배 또한 많이 피우는 사람은 늘 복용하는 것이 좋다.

재료의 특성

감귤, 레몬은 가래를 삭히고 열을 내린다. 진액을 생성하며 갈증을 멎게 한다.

특히 술을 깨게 하는 데 큰 효과가 있다.

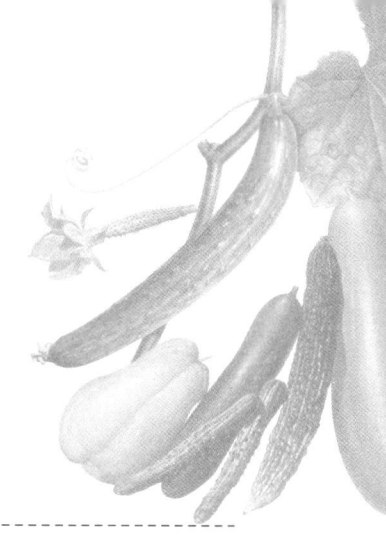

보약 음식을 만드는 재료

감귤 100g, 벌꿀 30ml, 레몬즙 10ml, 얼음 약간.

보약 음식 만드는 방법

1 감귤의 껍질을 벗긴 뒤

2 믹서에 넣고 갈아서 그 즙을 짜낸 다음 컵에 붓는다.

3 ❷에 벌꿀과 얼음을 넣고 저어 가면서 레몬즙을 혼합한다.

4 이렇게 만든 것을 2~3잔 정도 마시면 술이 깨게 된다.

Tip

••• 아욱은 알칼리성 식품이다. 그러므로 산성 식품인 새우와 함께 먹으면 궁합이 잘 맞는다.

무릎신경통에 효과적인 음식 보약
우슬도가니탕

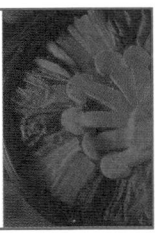

● ● ● 비만하거나, 한쪽 무릎 또는 양쪽 무릎이 아픈 사람이다. 또한 척추측만증이 있으면 반드시 척추를 바로잡은 후에 먹어야 한다.

보약 음식의 효능

우슬도가니탕은 몸의 냉기와 습기를 제거하고 무릎과 허리의 관절을 튼튼하게 해 준다.

재료의 특성

소의 무릎은 도가니탕의 재료로 많이 사용되는데, 특히 연골 부위를 푹 고우면 연골 속에 있는 칼슘이 녹아서 나오기 때문에 성장기 어린이·임산부·노인들에게 매우 좋다. 특히 무릎이 약하거나 무릎의 물렁뼈가 닳은 퇴행성 관절염 등에도 효과가 있다.

🧄 보약 음식을 만드는 재료

도가니 1/2개, 힘줄 300g, 우슬 30g, 파 1/2개, 마늘·생강·양파 약간

🍐 보약 음식 만드는 방법

1	도가니와 힘줄은 토막 내어 우슬과 함께 넣고 끓인다.
2	뽀얀 국물이 우러나오면서 연하게 익으면 도가니와 힘줄을 건져 내어 한입 크기로 썰고,
3	남은 뼈는 다시 국물에 넣어 푹 곤다.
4	썰어 놓은 도가니와 힘줄에 마늘·생강·양파 등으로 만든 양념장을 한 다음
5	푹 고아진 국물은 우슬과 기름기를 건져 낸다.
6	도가니와 힘줄을 그릇에 담은 후 국물을 넣어 따뜻하게 끓인 뒤 파를 넣으면 된다.
7	

암 예방과 억제에 효과적인 음식 보약
인삼잣죽

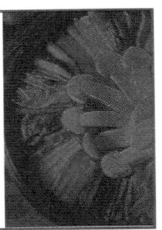

보약 음식의 효능

인삼의 구성 요소는 사포닌스테로이드·탄수화물·유리아미노산·비타민·효소·기름·수지·무기물 등이 함유되어 있다. 인삼의 효능은 강심 작용·건위 작용·노화 예방·간 기능 회복, 암을 억제하는 작용과 함께 고혈압·동맥 경화·당뇨병·스트레스·갱년기 장애·냉증·류머티즘·알레르기·원기회복·피부 미용 등에도 좋다.

재료의 특성

인삼은 두릅나뭇과의 여러해살이풀로 높이가 60㎝ 정도이다. 잎은 줄기 끝에 서너 개씩 돌려나고 손 모양의 겹잎이다. 뿌리는 희고 비대한 다육질이며, 강장제로 쓰인다. 말리지 않은 것을 수삼이라고 하며, 껍질을 벗겨 햇볕에 말린 것을 백삼이라고 한다. 그리고 쪄서 말린 것을 홍삼이라고 한다. 홍삼은 붉은 밤색을 띠며 5~6년 근을 사용한다.

보약 음식을 만드는 재료

인삼 1/3뿌리, 물 8컵, 불린 쌀과 잣 각 1/2컵

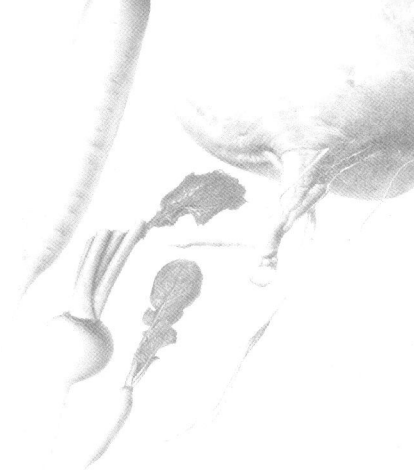

보약 음식 만드는 방법

1	인삼은 껍질을 벗겨 깨끗이 손질한 다음 물을 붓고 센불에서 끓인다.
2	물이 반으로 줄어들면 체에 걸러서 인삼물만 컵에 따른다.
3	믹서기에 잣과 인삼물을 약간 넣어 곱게 갈아서 체로 걸러낸다.
4	믹서기에 불린 쌀과 인삼 물 약간을 넣어 곱게 간다.
5	❸을 냄비에 넣고 잘 저어 가며 중간 불로 끓인다.
6	❺가 걸쭉해지면 4를 넣고 남은 인삼 물을 조금씩 넣어 저어 가면서 끓인다.
7	❻이 끓어오르면 약한 불로 줄여 쌀 간 것이 퍼질 때까지 5분 정도 끓인 다음 불을 끈다.

가래를 삭히는 데 최고인 음식 보약
무즙차
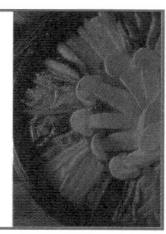

🍂 보약 음식의 효능

생무즙차는 폐를 윤택하게 하고 가래를 삭히며 기를 내린다. 풍을 몰아내고 열을 씻어 내며 입맛을 돋우게 하여 소화가 잘 되게 한다. 주로 입이 마르고 소갈증이 나며 목이 쉬어 말을 잘 못하는 증상을 개선한다. 또 코피가 나고 대소변 불통에도 효과가 있다. 특히 주독이나 가스중독 증상을 해독하고 밀가루 음식을 먹고 체한 증상에도 효과가 있다.

🧄 재료의 특성

무는 오장 육부를 유익하게 하는 데 뛰어난 효능을 가진 식품이다. 이러한 무를 날 것으로 쓰면 폐를 윤택하게 하고 익히면 비장을 보하며 모든 질환에 다 좋다. 무즙은 달고 차가우며 맵고 흩트리는 성질을 가지고 있다. 또 포도당·과당·비타민 C와 여러 가지의 아미노산이 함유되어 있고 칼슘의 좋은 공급원이기도 하다.

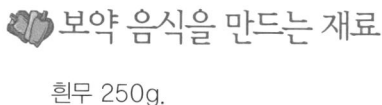 보약 음식을 만드는 재료

흰무 250g.

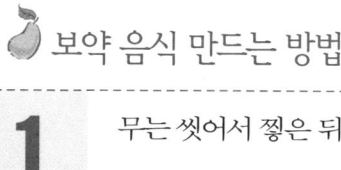 보약 음식 만드는 방법

1	무는 씻어서 찧은 뒤
2	그 즙을 120ml를 짜내어 1회의 복용량으로 한다.
3	하루에 2회 정도 복용한다.

Tip

●●● 후추는 건위약으로 이용되기도 한다. 위액의 분비를 자극시켜 식욕 증진의 효과가 있다.

숙취 해소에 효과적인 음식 보약
귤북어국

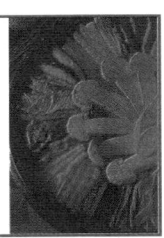

보약 음식의 효능

북어국 역시 숙취 해소에 좋은 영양식품으로 귤을 넣은 국을 먹으면 몸의 온기를 북돋워 주면서 기의 순환을 원활하게 해 준다. 또한 소화 흡수를 돕기 때문에 위장에 쌓인 알코올을 분해와 숙취 해소에도 탁월하다.

재료의 특성

귤은 소화기관의 기능을 도와주고 기의 순환을 원활하게 해 주며, 진액을 생성하고 갈증을 멈추게 하고 몸을 따뜻하게 보호해 주는 효능이 있다.

🧂 보약 음식을 만드는 재료

북어 1마리, 귤 2개혹은 진피 40g, 메추리알 2개, 참기름 · 맑은 간장 · 후추 · 파 · 마늘 · 생강 약간

🍐 보약 음식 만드는 방법

1 북어를 젖은 행주에 싼 다음 방망이로 두드려 껍질과 뼈를 분리해 내고 잘게 찢어 둔다.

2 참기름을 냄비에 두르고 북어를 넣어 볶다가 간장으로 간을 맞춘다.

3 ❷에 물을 붓고 북어와 귤진피을 넣어 팔팔 끓인 다음

4 어느 정도 끓으면 간장 · 마늘 · 후추 · 생강 등으로 만든 양념장으로 간을 맞춘다.

5 ❸이 완성되면 상에 내기 전 메추리알을 풀고 파를 넣는다.

> **Tip**
> ●●● 감귤류에는 유기산인 구연산이 많아서 신맛이 나는데 이 구연산이 염분의 피해를 감소시키는 효과가 있다. 귤과 젓갈은 매우 좋은 궁합이다.

허약 체질과 당뇨병에 효과적인 음식 보약
황기닭찜

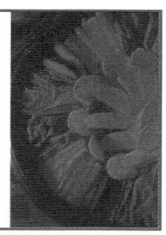

🌶 보약 음식의 효능

황기의 약효는 폴리산과 콜린 등이며, 약성은 온화하고 맛이 매우 달다. 효능은 원기를 돋우고 땀을 많이 흘리는 증세에 좋다. 또 허약 체질을 튼튼하게 해 주며 피부를 아름답게 만들어 주는 보약이다. 그리도 원기 회복과 체력 증강에 좋고 이뇨작용과 지한 작용을 하며 설사도 멈추게 한다. 특히 당뇨병·결핵성 질환·신체 허약·만성궤양·심장 쇠약 등에도 효과가 있다.

재료의 특성

황기는 콩과의 여러해살이풀로 뿌리는 비대하고 높이가 1m 정도이다. 잎은 마주나고 달걀 모양의 타원형이다. 7~8월에 연한 노란색 꽃이 총상 꽃차례로 잎 겨드랑이에 피고 열매는 10월에 익으며 뿌리는 약재로 사용된다.

보약 음식을 만드는 재료

영계 1마리, 황기 20g, 화초수산초를 물에 담가 우려낸 것 10g, 생강과 청주 약간, 양념맛술 2큰술, 다진 파 1큰 술, 다진 마늘 1큰술, 생강즙 1/2작은 술, 간장 2큰술, 설탕 1큰술, 꿀 1큰술, 참기름 1작은술, 후춧가루 약간

보약 음식 만드는 방법

1 영계를 깨끗이 씻어 물에 삶아 피를 제거한다.

2 황기와 화초수를 손질한다.

3 양념을 만든다.

4 황기와 같은 크기의 썬 파, 생강 등을 넣고 소금·청주·화초수 등을 뿌린다.

5 황기를 잘 다져서 물에 넣고 졸인 다음 베로 건더기를 건져내고 약즙을 한다.

6 위의 재료가 담긴 질그릇을 찜통에 넣고 센불에서 찌면 된다.

7

술독, 숙취를 해소하는 음식 보약
녹두나물즙차

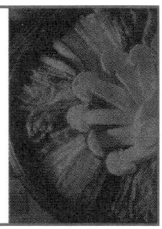

🌰 보약 음식의 효능

녹두나물즙차는 주독과 열독을 해소하고 삼초를 유익하게 하므로 열병이나 소변이 잘 나오지 않는 증상을 다스린다. 특히 숙취와 술독으로 빚어진 질환에 매우 효과적이다.

🧄 재료의 특성

옛 한의서에 의하면 숙주나물은 모든 약과 소고기, 말고기의 독을 해독한다고 기록되어 있다. 그러므로 약과 함께 복용해서는 안 된다. 또 비장과 위장이 허하고 냉한 사람은 그 복용을 삼가는 것이 좋다.

녹두즙차의 열을 내리고 화를 해소하는 효능은 녹두와 비슷하다.

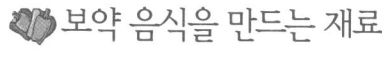 보약 음식을 만드는 재료

숙주나물 적당량.

 보약 음식 만드는 방법

1 갓 돋은 싱싱하고 통통한 숙주나물을 찧거나 압착기로 즙을 짜내어 마신다.

2 필요할 때마다 적당히 마시면 된다.

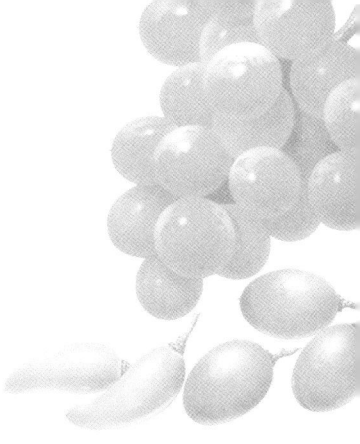

Tip
●●● 산초는 위하수와 위확장증에 응용되기도 하는데 건위·소염·이뇨·구충제 등 용도가 다양하다. 산초는 위장을 자극시켜 신진 대사를 촉진시킨다.

고혈압과 당뇨병에 매우 효과적인 음식 보약
꽃게탕

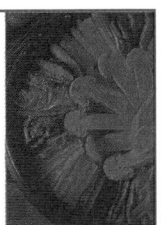

🌱 보약 음식의 효능

꽃게탕은 게의 육질이 담백하기 때문에 기름진 음식을 많이 먹어 혈액 순환이 되지 않을 때 나타나는 동맥 경화 · 심장 질환 · 고혈압 · 당뇨병 등의 성인병에도 좋은 영양식품이다.

재료의 특성

꽃게는 성질이 매우 차갑고 약간 짠맛이 나기 때문에 열을 내리면서 음기를 보충해 주고 어혈을 제거해 준다. 그리고 타박상으로 인해 어혈이 뭉치거나, 혈액 순환이 원활하지 않을 때나, 산후에 나타나는 어혈성 동통이나, 어혈로 인한 생리통에 효능이 뛰어나다.

보약 음식을 만드는 재료

꽃게 2마리, 모시조개 70g, 애호박 1/4개, 쑥갓 20g, 된장·고추장·다진 마늘·간장·후추 약간

보약 음식 만드는 방법

1 꽃게를 깨끗하게 씻은 다음 등을 떼고 몸통을 자르고 다리 끝 부분을 잘라 먹기 좋게 손질한다.

2 모시조개는 해감한 다음 깨끗하게 씻고 물을 부어 끓여서 국물을 우려낸다.

3 조갯국물에 된장·고추장·다진 마늘 등으로 만든 양념장을 풀고

4 꽃게·애호박·쑥갓 등을 넣어서 끓인다.

5 어느 정도 팔팔 끓으면 간장과 후춧가루 등으로 간을 맞추면 된다.

Tip

••• 옥수수와 옥수수 가공품을 먹을 때 반드시 우유를 곁들이면 좋다. 우유를 곁들이는 것은 영양의 균형을 바로잡아 주기 때문이다.

암, 고혈압, 중풍 예방에 좋은 음식 보약
은행마늘구이

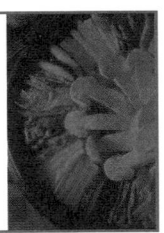

🌰 보약 음식의 효능

은행잎은 체내의 균을 죽이는 독성을 가지고 있기 때문에 곰팡이나 바이러스 등을 억제한다. 은행잎에서 추출되는 징코라이드는 뇌혈관의 개선제로 사용되는데, 현대의 난치병인 암·고혈압·중풍·류머티즘 등을 예방한다. 더구나 은행은 야뇨증에 좋고, 폐결핵 환자는 기침이 멎고 가래가 적어진다. 이 밖에 성욕 감퇴·뇌빈혈·신경 쇠약·정신피로·뇌혈관 개선·대하증·중이염 등에도 좋다.

재료의 특성

은행은 은행나뭇과의 낙엽교목으로 암수 딴그루가 존재하며 5월에 꽃이 핀다. 암꽃은 녹색이고 수꽃은 연한 노란색을 띤다. 열매는 핵과로 10월에 노랗게 익는다.

🧄 보약 음식을 만드는 재료

은행 150g, 마늘 20쪽, 식용유 2큰술, 깨소금 약간

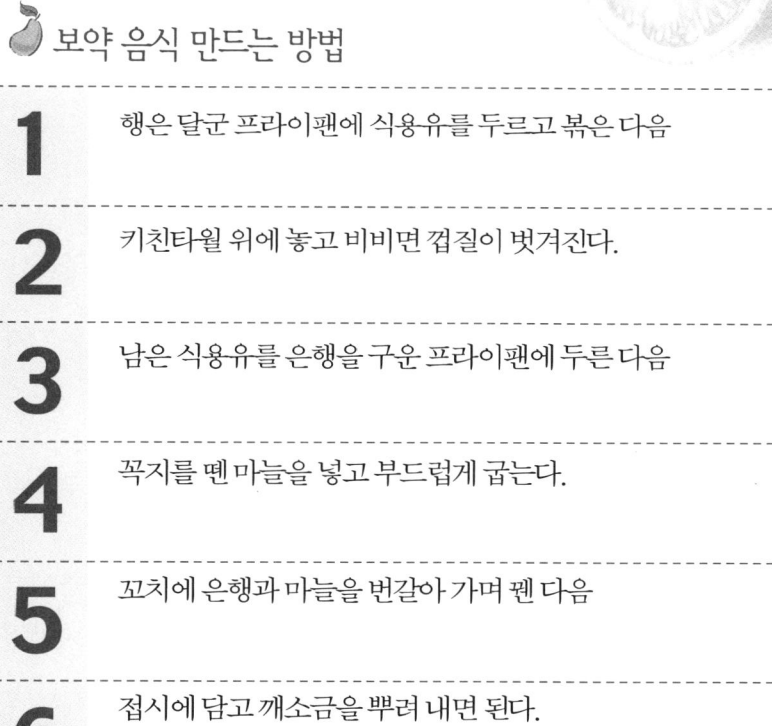

🍐 보약 음식 만드는 방법

1 행은 달군 프라이팬에 식용유를 두르고 볶은 다음

2 키친타월 위에 놓고 비비면 껍질이 벗겨진다.

3 남은 식용유를 은행을 구운 프라이팬에 두른 다음

4 꼭지를 뗀 마늘을 넣고 부드럽게 굽는다.

5 꼬치에 은행과 마늘을 번갈아 가며 꿴 다음

6 접시에 담고 깨소금을 뿌려 내면 된다.

참깨행인차

기침에 가래가 끓는 증상을 치료하는 음식 보약

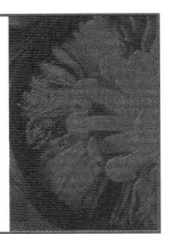

🌿 보약 음식의 효능

참깨행인차는 폐를 윤택하게 하고 기침을 멎게 한다. 따라서 폐음 부족으로 인해 빚어진 오래된 기침에 가래가 끓는 증상을 치료한다.

특히 이 약차는 아몬드와 함께 응용한 한방 약차로서 대장을 윤택하게 하여 대변의 배설을 원활하게 하므로 변비는 물론 특히 노인성 변비에 치료 효과가 있다.

재료의 특성

검은깨는 인체의 오장 육부를 윤택하게 하고 아몬드는 폐를 윤택하게 하면서 기침을 멎게 한다. 따라서 이 약차를 만들어 꾸준히 마시면 폐음 부족으로 인해 빚어진 조성과 허성의 기침의 치료에 보조 치료 작용이 있다.

🧂 보약 음식을 만드는 재료

검은 깨 10g, 아몬드 8g, 설탕 또는 벌꿀 조금.

보약 음식 만드는 방법

1 검은깨는 깨끗이 씻은 다음 약한 불에서 말린다.

2 아몬드도 씻어서 그 표면의 물기를 제거한다.

3 이 두 가지 재료를 함께 찧어서 끓는 물을 부어 우려낸다.

4 그런 다음 여기에 설탕이나 벌꿀을 조금 섞어서 하루에 2~3회 정도 마신다.

Tip
••• 간을 우유에 담가 두면 나쁜 냄새와 맛이 제거된다. 이것은 우유의 미세한 단백질 입자가 간의 성품에 달라붙기 때문이다.

손발이 찬 수족 냉증에 효과적인 음식 보약
생지황오이냉국

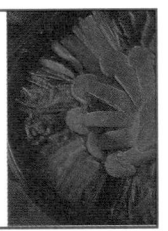

 보약 음식의 효능

생지황오이냉국은 가슴과 머리에 열이 나지만 손발이나 아랫배가 차가운 증세에 효과적이다. 또한 화병·가슴 답답 증·불면증·두통·항강통·갱년기에 나타나는 상열감 등으로 인해 열이 동반되는 증세에 매우 좋다.

재료의 특성

생지황은 성질이 매우 차가우면서 달고 쓴맛이 나기 때문에 한방에서 피를 시원하게 하고 열을 내리는 데 쓴다. 오이의 성질은 냉하면서 맛이 달기 때문에 열을 내리고 음기를 북돋워 준다. 또한 소변이 잘 배설되지 않거나 사지의 부종이나 고혈압 등에도 좋다.

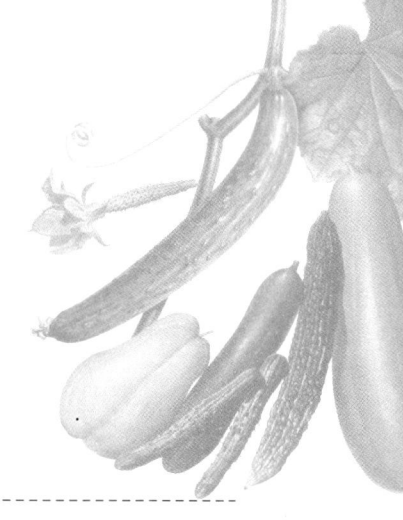

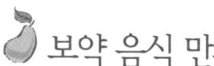 보약 음식을 만드는 재료

오이 2개, 생지황 40g, 설탕 · 식초 · 깨소금 약간

🍐 보약 음식 만드는 방법

1 오이는 소금으로 문질러 깨끗하게 씻은 후 채로 썰어 둔다.

2 생지황에 물을 붓고 1~2시간 정도 끓이면서 너무 쓰지 않게 달인다.

3 끓인 생지황 물에 설탕 · 식초 · 깨소금을 넣어 간을 맞추고 차게 식힌다.

4 채썬 오이에 준비된 국물을 넣어 내면 된다.

Tip

●●● 옻닭은 손발이 냉하고 월경 분순의 여성들에게 권장된 식품이다. 알레르기 증상이 있으니 매우 조심해야 한다.

치질과 하혈에 효과적인 음식 보약
도토리묵무침

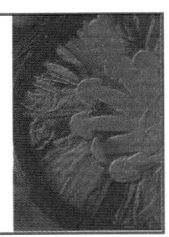

🌰 보약 음식의 효능

도토리의 효능은 치질에 효과적이고 하혈을 멈추게 한다. 또한 장을 튼튼하게 하면서 설사까지 멈추게 한다. 복용법은 도토리를 쪄서 말린 다음 가루로 만들어 복용하면 된다. 특히 도토리묵은 열량이 매우 적기 때문에 비만 치료에 좋은 효과를 거둘 수 있다.

재료의 특성

도토리는 갈참나무·졸참나무·물참나무·떡갈나무 등의 열매를 통틀어 일컫는다.

도토리의 성분은 녹말인데 함유량이 무려 60~80%나 되며 이 밖에 지질과 단백질이 들어 있다. 타닌이라는 특수 성분이 함유되어 있어 날 것으로 먹으면 맛이 떫다.

보약 음식을 만드는 재료

도토리묵 1모, 느타리버섯과 차돌 배기 약간, 오이 1/2개, 홍고추 채 약간, 양념향신장 2큰술, 진간장 1큰술, 고춧가루 1/3 큰술, 참기름 1큰 술, 다진 마늘 1큰술, 다진 파 1큰술, 통깨 약간, 황란 지단 1개, 잣가루 1/2큰술, 실고추 약간

보약 음식 만드는 방법

1 느타리버섯은 기둥 부분만 가늘게 찢어 놓고, 차돌 박이는 채썬다.

2 오이와 홍고추를 곱게 채썰어 둔다.
양념장을 만든다.

3 차돌박이는 향신장 1큰술, 소금과 후추 약간, 향신즙 1큰술, 향신 기름 1/2큰술에 볶다가 느타리버섯을 넣은 다음에 더 볶는다.

4 도토리묵을 썰어 접시 중앙에 펼쳐 깔고, 양념장의 3/4을 묵 위에 끼얹고, 그 위에 차돌박이와 느타리버섯 볶은 것과 오이채를 순서대로 얹은 다음 나머지 양념장을 뿌린다.

5 황란 지단을 맨 위에 얹고 잣가루와 실고추로 모양을 내면 된다.

가래와 기침을 치료하는 음식보약
측백나뭇잎차

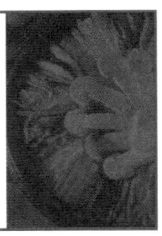

🌿 보약 음식의 효능

측백나뭇잎차는 피를 식히고 지혈하며 기침을 진정시키므로 폐열에 의한 기침을 치료한다. 그리고 가래가 많은 증상이나 궤양성 질환의 출혈을 멎게 하기도 한다.

재료의 특성

측백나뭇잎은 피를 식히고 풍습을 몰아내며 중독을 흩트린다. 측백나뭇잎은 각종의 출혈과 혈액 응고 시간을 단축시키고 가래를 몰아내며 기침을 진정시키는 작용이 있는 것으로 밝혀졌다. 또한 세균을 억제하는 작용도 있어 혈뇨나 치질, 잘 멎지 않는 하혈, 세균성 이질·고혈압·토혈·백일기침 등도 치료할 수 있는 것으로 알려져 있다.

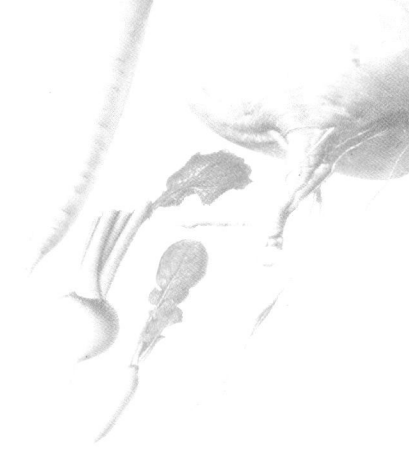

보약 음식을 만드는 재료

측백나뭇잎 적당량.

보약 음식 만드는 방법

1 측백나뭇잎을 씻어서 말린 뒤

2 부수어서 보관한다.

3 필요할 때 측백나뭇잎 6g을 솥에 넣고 물을 부은 뒤

4 잠시 끓여서 그 즙을 걸러 내어 마신다.

Tip

••• 잉어는 예부터 피를 마시면 폐렴에 좋고 쓸은 정력을 증진시킨다고 전한다. 디스토마의 감염 우려가 있기 때문에 생으로 먹어서는 안 된다.

혈압 강하와 기침을 진정시키는데 좋은 음식 보약
속단미역국
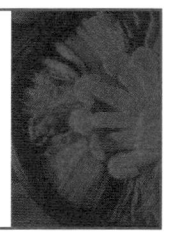

🌿 보약 음식의 효능

속단미역국은 몸의 열을 내려 주면서 어혈을 풀어주는 데 효능이 있기 때문에 산후 어혈로 나타나는 관절의 질환과 산후풍에 좋고 타박상으로 인한 어혈을 풀어주기도 한다.

재료의 특성

미역은 성질이 차가우면서 짠 맛이 나기 때문에 신체의 딱딱한 멍울을 부드럽게 해 주고 부기를 제거해 준다. 또한 열과 혈압을 내리고 기침과 천식을 진정시켜 준다. 더구나 갑상선호르몬의 주성분인 요오드가 많이 들어 있기 때문에 갑상선 기능 이상에도 좋고 피를 청결하게 해 주는 효과가 있다.

보약 음식을 만드는 재료

미역 50g, 속단 30g, 간장 · 파 · 마늘 · 소금 · 후춧가루 · 참기름 약간

보약 음식 만드는 방법

1 마른 미역을 불려서 깨끗하게 손질한 다음 먹기 좋게 썬다.

2 속단을 깨끗하게 씻어서 냄비에 넣고 속단의 성분이 우러나게 끓인다.

3 ❷에 미역을 넣고 미역의 맛이 우러나게 끓인다.

4 ❸에 간장 · 파 · 마늘 · 소금 · 후추 · 참기름으로 만든 양념장으로 간을 맞추면 된다.

5

Tip
●●● 가지에 참기름을 섞는 것은 맛뿐만 아니라 열량의 공급을 쉽게 하고 기름의 소화 흡수율이 향상되는 이점이 있다. 가지 요리와 기름은 궁합이 잘 맞는다.

신경통과 술독에 효과적인 음식 보약
미나리찜

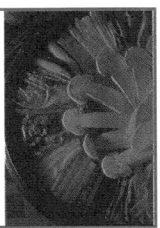

 보약 음식의 효능

미나리잎은 류머티즘을 치료하는 데 널리 쓰인다. 또한 비타민의 함유가 많은 알칼리성 식품으로 혈액을 정화하고 여성의 대하증에도 효과적이다. 혈압이 높고 신열이 날 때 미나리즙을 마시면 특효가 있다. 술독·간질환·혈변·하혈·고혈압·월경 불순 등에 효과적이다. 음주로 속이 아플 때나 비만일 때 미나리즙을 마시면 좋다.

재료의 특성

미나리는 미나릿과 여러해살이풀로 줄기는 높이가 30㎝가량이고 털이 없으며, 기는 줄기가 뻗어서 번식한다. 잎은 어긋나게 피고 작은 잎은 달걀 모양이며 가장자리에는 톱니모양이다. 7~9월에 희고 작은 꽃이 겹산형 꽃차례로 핀다. 잎과 줄기에서 독특한 향기가 있다.

보약 음식을 만드는 재료

두부 3모, 고기 100g, 미나리 1단, 된장 3큰 술, 다진 파 2큰술, 다진 마늘 1큰술, 후추 · 깨소금 · 기름 · 간장 각 2큰술

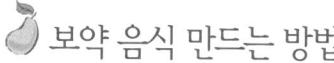

보약 음식 만드는 방법

1 두부를 으깬 다음 물기를 짠다.

2 고기를 곱게 다져 놓는다.

3 미나리는 잎을 떼어 내고 깨끗이 다듬고 씻어서 1㎝ 정도 길이로 썬다.

4 그릇에 두부 · 고기 · 미나리 · 다진 파 · 다진 마늘 · 깨소금 · 참기름 · 후추 · 된장 등을 넣어 간을 맞춰서 버무린다.

5 ❹를 둥글납작하게 만들어 찜통에 찐 다음 양념장을 곁들이면 된다.

Tip

••• 스테이크는 비타민이 적고 산성 식품이므로 반드시 채소류나 과일을 곁들여 먹어야 한다.

기침을 치료하고 소화를 돕는 음식 보약
감귤껍질차

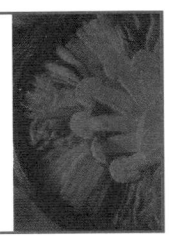

🥕 보약 음식의 효능

감귤껍질차는 음식물의 소화를 돕고 위장을 튼튼하게 한다. 가래를 삭히면서 기침을 멎게 하므로 식체나 가래가 많은 기침에 널리 응용된다. 이와 동시에 호흡기 점막의 분비를 증가시켜 가래를 희석하고 배출이 잘 이루어지게 함으로써 가래를 삭히고 기침을 멎게 하는 작용을 하게 되는 것이다.

재료의 특성

감귤의 껍질은 한약재로 널리 쓰이는데 그 이름은 진피이다. 포제를 거치지 않은 신선한 것과 마른 껍질은 인체의 기를 원활히 운행시키고 비장을 튼튼하게 한다. 습기를 건조하면서 가래를 삭히는 작용이 있다.

감귤의 껍질에 함유되어 있는 휘발성 기름이 소화기에 경미한 자극 작용을 하여 위와 대장에 적체된 기를 배출시키고 위액의 분비를 촉진하면서 소화를 돕는 것으로 밝혀졌다.

보약 음식을 만드는 재료

감귤 껍질 3g, 녹차잎 2g

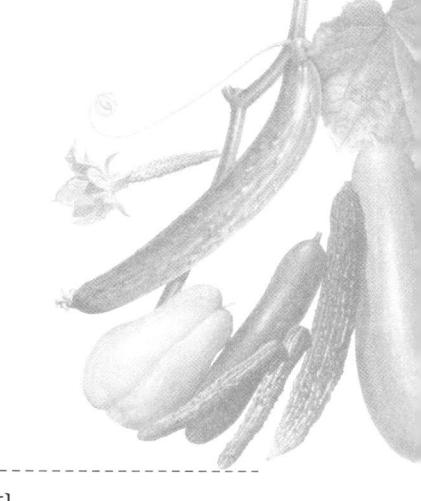

보약 음식 만드는 방법

1 감귤의 껍질은 잘 씻어서 잘게 다진 뒤

2 녹차잎과 함께 찻잔에 넣는다.

3 그런 다음 물을 끓여 찻잔에 붓고 잠시 우려내어 마시는데

4 매일 식사 후에 마시면 된다.

5

> **Tip**
> ●●● 율무는 노인들의 검버섯을 없애는 효과와 거친 피부와 사마귀 제거와 기미·주근깨·여드름에 좋다.

신장 보호와 정력 증진에 좋은 음식 보약
소콩팥전

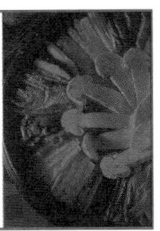

🌿 보약 음식의 효능

소콩팥전골은 신장과 하초의 기능을 강화하는 데 매우 좋고 소변이 잘 배설되지 않을 때 자주 먹으면 효과를 볼 수 있다.

재료의 특성

쇠고기는 성질이 편하고 맛이 달기 때문에 소화기를 보하고 기혈의 순환을 원활하게 해 준다. 또한 근육과 뼈를 튼튼하게 해 주고 갈증과 부기를 해소하는 효능이 있다. 특히 병후 허약한 사람에게 좋고 토하거나 설사를 멈추게 한다.

보약 음식을 만드는 재료

콩팥 300g, 쇠고기등심 또는 안심 300g, 표고버섯 2개, 무 1/3개, 당근 1/2개, 양파 1/2개, 간장·설탕·다진 파·다진 마늘·참기름·깨소금 약간

보약 음식 만드는 방법

1 콩팥의 얇은 막과 힘줄을 제거하고 얇게 썰어 소금으로 씻은 다음 물기를 제거한다.

2 쇠고기와 표고버섯은 먹기 편하게 채로 썰어 둔다.

3 간장·설탕·다진 파와 마늘·참기름·깨소금 등으로 양념장을 만든다.

4 팥에 ❷와 ❸을 넣는다.

5 무·당근·양파는 채썰고 실파는 길게 썬다.

6 전골냄비에 ❹와 ❺를 각각 마주보도록 돌려 담은 후 간을 한 육수를 부어 끓이면 된다.

원기 회복과 암 예방에 좋은 음식 보약
마늘산적구이

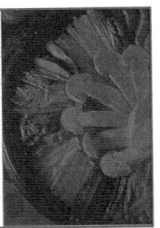

🥕 보약 음식의 효능

마늘산적구이는 인체의 노화 물질을 억제하여 성인병을 막아 주고, 간의 기능을 촉진시켜 간염 예방과 치료에 효과적이다. 마늘은 간장 작용을 하기 때문에 옛날부터 원기 회복제로 애용되어 왔다. 특히 마늘의 항균 작용을 이용해 아토피성 피부염과 백혈병을 치료할 수도 있다. 또한 감기에 걸리거나 코피가 날 때, 치질이나 음부가 가려울 때도 좋다.

재료의 특성

마늘의 성분은 단백질·지질·섬유질·회분·칼슘·철·비타민 A·지아민 등이 다량으로 들어 있다. 특히 항암 물질로 알려진 '셀레늄'이란 미네랄 물질도 다량으로 함유되어 있다.

🍃 보약 음식을 만드는 재료

마늘 10쪽, 마 100g, 칵테일 새우 10마리, 청주 1큰술, 물 1컵, 소금과 후춧가루 약간, 참기름 1작은술

🍐 보약 음식 만드는 방법

1 마늘을 깨끗이 손질한다.

2 물이 끓으면 마늘과 소금과 참기름을 넣고 삶는다.

3 칵테일 새우는 꼬리를 떼어 내고 청주를 뿌려서 재운다.

4 마늘은 씻어서 껍질을 벗긴 다음 반달 썰기를 해 둔다.

5 꼬치에 새우·마늘·마·마늘·새우 등을 순서대로 꿰어 달군 프라이팬에 참기름을 두르고 가볍게 지진다. 이때 소금, 후춧가루로 간을 맞추면 된다.

> **Tip**
> ●●● 시금치나물과 참깨는 시금치에 부족한 단백질·지방·칼슘·비타민 B 등을 원활하게 공급할 수 있을 뿐 아니라 칼슘과 리진으로 결석의 생성을 예방한다.

당뇨병이나 기침, 변비에 좋은 음식 보약
얼갈이배추차

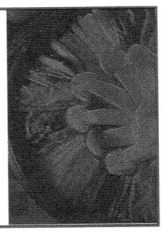

● ● ● 설탕은 당뇨병 증세가 있는 경우 쓰지 않는 것이 좋다. 비장과 위장이 허약하고 냉한 십이지장궤양성 출혈에는 그 사용을 신중히 하거나 삼가야 한다.

보약 음식의 효능

얼갈이배추차는 열을 내리고 위장을 보호하면서 위와 대장의 기능을 활성화시킨다. 당뇨병이나 기침 · 변비 · 십이지장궤양 · 출혈 등에 응용된다. 얼갈이배추즙차는 위음이 허한 소갈병, 즉 당뇨병의 번열과 갈증의 치료에 응용된다. 또 열병으로 인해 나타나는 갈증과 소변이 잘 배설되지 않는 증상에 대해서도 뚜렷한 효과가 있다.

재료의 특성

얼갈이배추는 그 성질이 순하고 맛은 달다. 주로 위장을 보호하는 작용을 발휘한다. 갈증을 해소하고 진액을 생성시키면서 소변이 잘 배설되게 하기도 한다. 민간 의료에서도 널리 응용되어 왔는데 얼갈이배추즙으로 경미한 십이지장궤양과 출혈 등을 치료한 사례가 많고 위열로 경락이 손상되어 빚어진 흑변 치료에도 효과가 있는 것으로 전해져 내려오고 있다.

🌿 보약 음식을 만드는 재료

얼갈이배추 300g, 설탕 조금, 소금 조금

🍐 보약 음식 만드는 방법

1 신선하고 연한 얼갈이배추를 깨끗이 씻어서 잘게 다진 뒤

2 소금을 약간 뿌려 골고루 섞은 다음 10분 정도 절여 둔다.

3 그런 다음 깨끗한 망사 주머니에 넣어 그 즙을 컵에 짜내고 설탕을 조금 넣고 마시면 된다.

4 하루에 3회 정도를 공복에 마시는 것이 좋다.

Tip

••• 오미자는 자양, 강장제로 쓰기도 하며 담이 들어 목이 쉰 데·진해·거담 갈증에 그리고 설사를 멎게 효과가 있다.

마른 기침과 천식에 효과가 있는 음식 보약
지황복탕

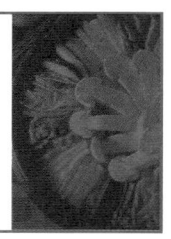

● ● ● 몸이 차갑거나 소화 기능이 떨어진 사람에게는 좋지 않다.

보약 음식의 효능

지황복탕은 상체의 열과 화를 내려 주면서 음기를 보해 주고 복탕의 얼큰한 맛이 폐와 기관지의 순환을 원활하게 하기 때문에 기침·감기·천식 등의 증세에 효과가 있다.

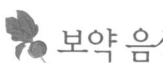재료의 특성

지황은 음기를 보충하고 열을 내려 주는 효능이 있는데, 말리지 않은 것을 생지황, 말려서 쓰는 것을 건지황, 아홉 번 쪄서 만든 것을 숙지황 등으로 불린다. 폐의 열를 내려 주고 음기도 도와 심폐의 기능을 좋게 해 준다. 그리고 감기, 천식 등에 좋으며 음식에 넣었을 때도 검지 않고 맑다.

보약 음식을 만드는 재료

복어 2 마리, 건지황 100g, 콩나물 1줌, 미나리 1/4단, 파 2개, 무 1/2개, 마늘·식초·간장·깨소금·고춧가루 약간

보약 음식 만드는 방법

1	전문가가 손질한 복어를 구입해 30분 이상 물에 넣어 복어의 핏물을 우려내고
2	건지황은 깨끗하게 씻는다.
3	파·미나리·콩나물 등을 5㎝ 정도의 크기로 썰고 무는 반달 썰기한다.
4	간장·파·마늘·고춧가루·깨소금 등으로 양념장을 만든다.
5	무를 담은 냄비에 물에 붓고 끓여서 익으면 복어와 건지황을 함께 넣어 소금으로 간을 맞춘다.
6	콩나물과 파를 넣고 끓이다가 거의 익었을 때 미나리와 식초를 넣어 맛을 돋운다.

스트레스 해소와 감기 예방에 효과적인 음식 보약
생강무조림

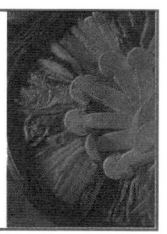

🥕 보약 음식의 효능

생강은 침 속에 있는 디아스타제의 활성을 높여 소화를 돕고 몸 안의 차가운 기운을 제거한다. 구토를 멎게 하고 가래를 삭히는 효과와 함께 추위로 인한 두통·구토·복통·기침 등에 효능이 있으며 신진 대사를 촉진시켜 준다.

이 밖에 몸에 한기가 들 때나 몸이 찰 때 몸을 따뜻하게 해 주고 혈액 순환을 원활하게 도와준다.

재료의 특성

생강은 생강과의 여러해살이풀로 줄기는 높이가 30~50cm이며 잎은 두 줄로 어긋나고 피침 모양이다. 뿌리는 맵고 향기가 좋아 향신료와 건위제로 사용된다.

🎁 보약 음식을 만드는 재료

무 1/4개, 생강 20g, 설탕 1/2컵, 물 1컵

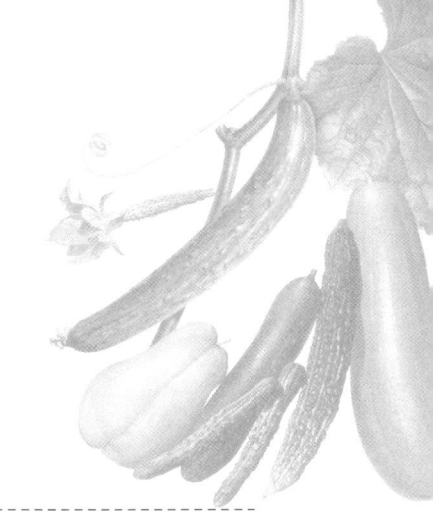

🍐 보약 음식 만드는 방법

1 무는 껍질을 벗긴 후 9등분해서 원기둥 모양으로 다듬어 도톰하게 썬다.

2 생강은 껍질을 벗겨 낸 후 0.3㎝두께의 조각으로 썬다.

3 냄비에 물과 생강을 넣어 반으로 줄 때까지 끓이다가 무와 설탕을 넣고 다시 끓인다.

4 약한 불에 ❸이 모두 졸아들 때까지 졸인 다음 접시에 담아 내면 된다.

> **Tip**
> ••• 죽순에는 단백질 · 비타민 B군 · 다이어트리 화이버가 매우 풍부해 영양적인 특성이 있다.

당뇨병이나 변비 등에 효과가 있는 음식 보약
설리즙차

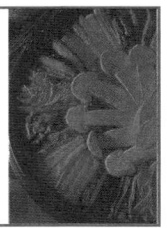

● ● ● 대변에 설사 기운이 있거나 냉성 기침을 하는 사람은 복용을 삼가는 것이 좋다.

보약 음식의 효능

설리즙차는 인체의 진액이 생기게 하고 조를 윤택하게 한다. 열을 내리고 가래를 삭힌다. 따라서 이 약차는 열병에 의한 기침을 다스리고 당뇨병이나 변비 등에 효과가 있다. 이 약차는 위장을 맑히고 뭉쳐진 것을 흩트리며 대장을 소통시키는 작용을 하기 때문에 당뇨병과 변비가 있는 환자가 마시면 더욱 좋다. 대나무즙을 섞어서 먹으면 중풍의 담열증도 치료한다.

재료의 특성

속살이 흰 배는 상품의 배로서 폐를 윤택하게 하고 심장을 식힌다. 또 양혈하여 근육이 생성되게 하는 효능도 있다.

가을철 건조한 계절에 마시면 폐를 윤택하게 하고 조열에 의한 기침을 멎게 하므로 열병으로 진액이 손상되어 갈증이 나는 증상을 개선한다. 또 폐열로 인한 기침을 완화시키는 작용도 있다.

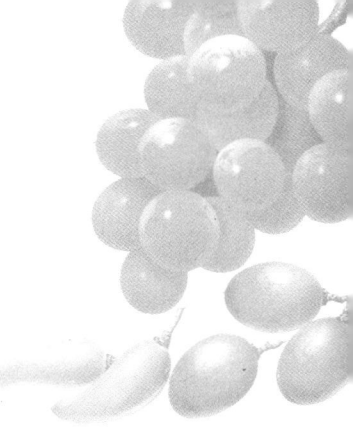

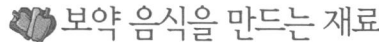 보약 음식을 만드는 재료

속살이 하얀 배 250~300g.

보약 음식 만드는 방법

1 배를 깨끗이 씻은 후 얇게 썰어서 물을 조금 붓고 2~3시간 재워 둔다.

2 그런 다음 망사 주머니에 넣어서 그 즙을 짜내면 된다.

3 이렇게 짜낸 즙을 하루에 3~4회씩 차처럼 마신다.

Tip

••• 호박은 위장이 약하거나 당뇨가 있는 사람, 그리고 회복기의 환자에게 좋고 어린이 간식으로도 매우 좋다.

혈액 순환과 기관지에 매우 좋은 음식 보약
은행도라지나물

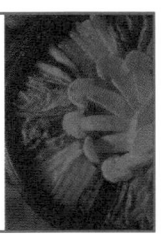

🌿 보약 음식의 효능

은행도라지나물은 폐·기관지·코·인후부에 나타나는 감기·가래·천식 등에 효과가 있다. 그리고 인후 부위나 목에 무엇이 걸린 것 같은 느낌이 들고 쉰소리가 나타나는 마른기침을 제거하는 데 먹으면 된다.

재료의 특성

은행은 감기·천식·기침·가래 등을 삭혀 주고 폐를 따뜻하게 보해 준다. 특히 기를 보해 주는 역할과 함께 폐까지 보해 주는 효과가 있기 때문에 한약재로 많이 쓰이고 있다.

도라지는 가래를 삭혀 주고 머리를 맑게 하며 흉협부의 통증을 완화해 준다. 또 인후가 붓고 통증이 있을 때 효과가 좋고 염증이나 농을 배출해 주며 혈액 순환을 원활하게 해 주는 효능이 있다.

보약 음식을 만드는 재료

도라지 200g, 깨소금, 다진 파 · 다진 마늘 · 식용유 · 참기름 약간

보약 음식 만드는 방법

1 도라지는 껍질을 벗기고 잘게 쪼갠 다음 소금을 넣고 문질러 씻어 쓴맛을 제거한 후

2 찬물에 여러 번 헹군다.

3 프라이팬에 도라지를 넣고 식용유를 넣고 볶는다.

4 껍질을 깐 은행이 말랑말랑해질 때까지 볶는다.

5 ❷와 ❸을 섞어서 함께 볶은 다음 파 · 마늘 · 깨소금 · 참기름 등으로 만든 양념장을 넣으면 된다.

Tip
●●● 솔잎에는 엽록소와 비타민, 무기질 등이 매우 풍부하고 정신을 맑게 하는 효능이 있는데 소나무의 독특한 향기 성분인 데르펜 때문이다.

신경통과 기관지염에 효과적인 음식 보약
꽈리고추찜

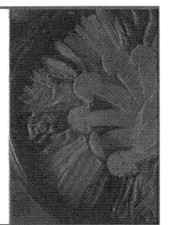

🌶 보약 음식의 효능

꽈리고추의 붉은색은 캐프산틴이나 캐프솔빈 같은 캐로티노이드계의 색소가 수십 종이 어우러져서 나타나는 것이다. 이것이 몸 속으로 흡수되면서 비타민 A로 바뀌어 공급원으로 활용된다. 더구나 비타민 C가 많이 들어 있는데, 그 함량이 감귤류의 2배, 사과의 50배가 된다.

재료의 특성

풍부한 주석산·구연산·사과산 등을 비롯해 단백질·당질·지방·칼슘 등도 함유되어 있다. 특히 풋고추와 고춧잎은 비타민 A와 C가 많다.

한방에서는 고추를 발한·식욕 부진·회충과 조충의 구제약·류머티즘·소화 불량·수종·신경통·기관지염 등에 쓰이고 있다.

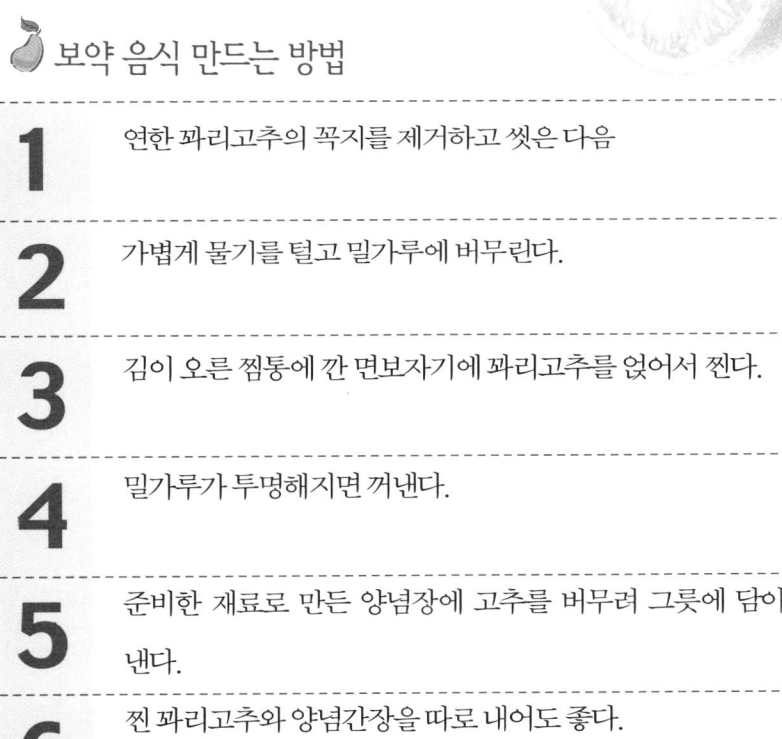

🫑 보약 음식을 만드는 재료

꽈리고추 200g, 밀가루 1/4컵, 양념간장 2큰술, 다진 파 2작은술, 다진 마늘 1/2작은술, 고춧가루 1/2작은 술, 홍고추 1/2개, 통깨와 참기름 약간

🍐 보약 음식 만드는 방법

1 연한 꽈리고추의 꼭지를 제거하고 씻은 다음

2 가볍게 물기를 털고 밀가루에 버무린다.

3 김이 오른 찜통에 깐 면보자기에 꽈리고추를 얹어서 찐다.

4 밀가루가 투명해지면 꺼낸다.

5 준비한 재료로 만든 양념장에 고추를 버무려 그릇에 담아 낸다.

6 찐 꽈리고추와 양념간장을 따로 내어도 좋다.

혈압 강하와 숙취에 효과적인 음식 보약
냉잇국

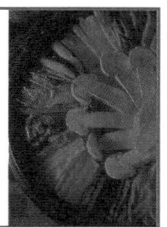

🌿 보약 음식의 효능

　냉잇국은 봄나물 중에서 최고로 단백질의 성분이 많고 칼슘과 철분이 많으며, 비타민 A와 C가 풍부하여 봄철의 식곤증이나 나른한 증세를 제거해 주는 효과적인 음식이다.
　이 밖에 숙취 해소에도 좋은 영양식이다.

재료의 특성

　냉이의 습성은 간 기능의 순환과 오장의 순환을 도와 열을 내려 준다. 더구나 기혈의 순환을 돋우고 설사와 출혈을 멎게 해 준다. 소화기관이 약한 사람에게는 소화액의 분비를 촉진시켜 밥맛을 돋우어 준다.
　특히 혈압을 강하시키고 빈혈과 월경 과다 등을 비롯해 숙취 해소에도 최고이다.

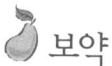 보약 음식을 만드는 재료

냉이 200g, 쌀뜨물 2컵, 된장 · 고추장 · 다진 마늘 · 실파 약간

 보약 음식 만드는 방법

1	냉이를 깨끗이 손질하여 씻어 끓는 물에 살짝 데친 다음
2	찬물에 헹구어 썰어 둔다.
3	된장과 고추장을 쌀뜨물에 묽게 풀어서 맑은 토장국으로 끓인다.
4	❷에 냉이와 다진 마늘, 파 등을 넣고 한 번 더 끓인 후에 먹는다.

Tip

●●● 오이는 영양가는 낮으나 칼륨이 풍부한 알칼리성 식품이다. 술을 많이 마시면 칼륨이 배설되기 때문에 오이를 먹는 것이 좋다.

위장을 튼튼하게 하고 기침을 치료하는 음식 보약
포도생강즙

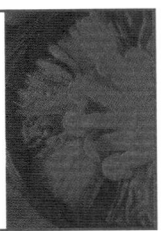

 보약 음식의 효능

포도생강즙은 위장을 양호하고 갈증을 멎게 한다. 허약을 보하면서 위장을 튼튼하게 한다. 따라서 이 약차는 기혈의 허약을 다스리고 폐의 허약으로 인한 기침을 치료한다. 또 가슴 두근거림과 식은땀이 나는 증상에 적용된다.

재료의 특성

포도는 기혈을 보하고 근육과 뼈를 강장시킨다. 소변이 잘 배설되게 하는 효능이 있기도 하다. 포도는 자양, 강장의 효과가 있고 기를 돋우며 몸을 건강하게 하는 작용이 있는 것으로 알려져 왔기 때문이다. 생강즙은 그 맛이 맵고 성질은 덥다. 주로 폐경과 비경, 위경에서 작용을 한다. 발산하는 능력이 매우 커서 한기를 흩트리고 위장을 덥게 하므로 이 약차는 보조약으로 작용을 하게 된다.

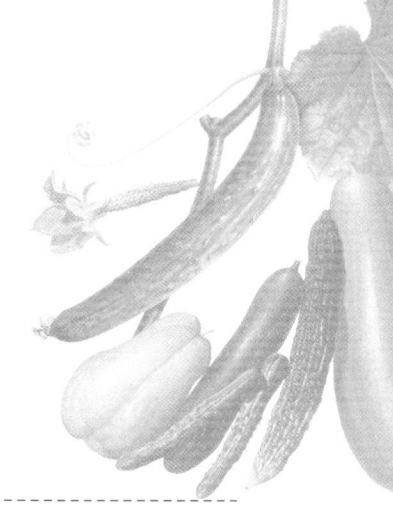

보약 음식을 만드는 재료

포도 적당량, 생강즙 30ml.

보약 음식 만드는 방법

1 포도는 깨끗이 씻어서 찧은 뒤

2 망사 주머니에 넣어서 그 즙을 짜낸다.

3 하루에 2~3회씩 포도즙 60ml에 생강즙을 섞어서 마신다.

Tip

●●● 달팽이의 끈끈한 점액질은 뮤신으로 이것은 뮤코이드라는 물질이며 당질과 단백질이 결합된 당단백질이다.

정력 강장제와 대머리 예방에 좋은 음식 보약
양배추양파겉절이

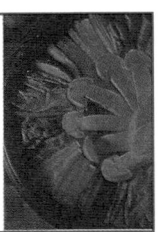

🥬 보약 음식의 효능

양배추는 성인병을 예방하는 자연식품이다. 양파의 특이한 성분인 유화알린은 매운 맛이 나며, 세균의 단백질에 침투하여 살균과 살충 작용을 한다. 이 밖에 알리신과 비타민 A · B_1 · B_2 · C · 이눌린 등도 들어 있다. 그 중에서 비타민 B_1은 섹스 활동을 다스리는 부교감신경의 기능을 왕성하게 해 주기 때문에 정력, 강장제로도 쓰이고 있다.

재료의 특성

양배추는 백합과의 두해살이풀로 꽃줄기의 높이가 50~100㎝이며, 잎은 가늘고 길면서 모양이 원통형이다. 9월에 흰색이나 연한 자주색 꽃이 산형 꽃차례로 핀다.

보약 음식을 만드는 재료

양배추 150g, 양파 1/4개, 실파 2대, 양념사과식초, 까나리 액젓 각 2큰술, 레몬즙, 맛술 각 1큰술, 설탕 · 다진 마늘 · 통깨 · 참기름 · 고춧가루 각 1작은 술, 소금 약간

 보약 음식 만드는 방법

1 양배추를 사방 3cm 크기로 썰어 차가운 생수에 20분 동안 담갔다가 건져서 물기를 제거한다.

2 양념장 재료를 그릇에 넣어 골고루 섞은 다음 냉장고에 넣는다.

3 양파를 0.3cm 크기의 원형으로 썰어 1개씩 빼내 차가운 생수에 담갔다가 건져 낸다.

4 실파는 씻어서 2cm 길이로 썬다.

5 ❷를 준비한 재료와 골고루 섞어 버무려 내면 된다.

Tip

••• 적포주에는 항암 작용이 있다. 그러나 지나치게 마시면 편두통을 일으키고 통풍이 있는 사람은 마시면 나쁘다.

피부 노화를 예방해 주는 음식 보약
달래무침

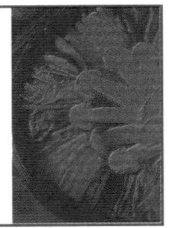

● ● ● 몸에 열이 많거나, 위장의 궤양이나, 염증이 심한 경우에는 자극적이기 때문에 먹지 않는 것이 좋다.

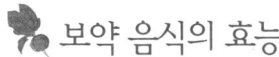 보약 음식의 효능

달래무침은 하복부의 냉증에도 좋으며 비타민의 성분이 골고루 들어 있어 피부노화를 예방해 준다.

또한 벌레에 물렸을 때 달래를 찧어서 부위에 붙이면 해독 작용을 한다. 이 음식은 소화 기능이 약해서 소화가 잘 되지 않고 몸이 차가운 사람에게 효과가 높다.

재료의 특성

달래는 백합과에 속하는 여러해살이풀로 성질이 따뜻하고 맛이 맵기 때문에 소화액의 분비를 촉진시켜 밥맛을 돋우고 몸을 따뜻하게 보해 준다.

보약 음식을 만드는 재료

달래 200g, 간장 2큰술, 고춧가루 · 깨소금 · 다진 파 · 마늘 · 참기름 약간

보약 음식 만드는 방법

1 달래의 알뿌리 겉쪽의 얇은 껍질을 벗기고 수염뿌리는 잘라낸 후 깨끗이 씻은 다음

2 물기를 제거한다.

3 간장 · 고춧가루 · 다진 파 · 마늘 · 참기름 · 깨소금 등으로 만든 양념장으로 ❶을 넣어 무친다.

4 달래는 열에 약하기 때문에 날 것으로 먹는 것이 좋으며

5 알이 굵은 것은 매운 맛이 강해서 된장에 넣어 먹으면 된다.

Tip

••• 조개는 양질의 단백질을 갖고 있기 때문에 간장 질환과 담석증 환자에게 매우 효과가 있다.

암 예방에 효과적인 음식 보약
버섯 요리

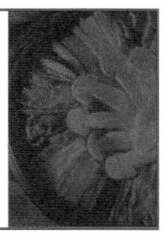

🍇 보약 음식의 효능

표고버섯도 항암과 항바이러스 성분이 함유되어 있다. 특히 버섯은 식물섬유를 다량으로 함유하고 있기 때문에 설사와 변비 치료에 좋고 위장 기능도 활발하게 도와준다.

재료의 특성

버섯은 그늘지고 습한 곳이나 썩은 나무에서 자라며, 홀씨로 번식한다. 송이처럼 독이 없는 것은 식용하지만 독이 있는 것이 많기 때문에 구별을 잘 해야 한다. 버섯 중 영지·표고·송이·운지 등이 많이 식용되거나 한약재로 쓰인다.

🍲 보약 음식을 만드는 재료

표고버섯 5개, 느타리버섯 5개, 새 송이버섯 2개, 청양고추 1개, 브로콜리 1송이, 피망 1개, 참치 액간장·소금·깨·대파 약간

🍐 보약 음식 만드는 방법

1 표고버섯을 어슷하게 썰고, 느타리는 결대로 찢고, 새 송이는 모양대로 썬다.

2 브로콜리는 데쳐 놓고 피망과 대파는 썬다.

3 불에 달군 프라이팬에 적당량의 물을 붓고

4 느타리버섯·새 송이버섯·표고버섯 등을 넣은 후 간장으로 싱겁게 간을 한다.

5 청양고추·피망·브로콜리 등을 넣고 소금으로 마지막으로 간을 맞춘 다음 대파를 넣으면 된다.

Tip

●●● 타닌이 많은 식품을 먹으면 변비가 심해질 뿐 아니라 빈혈 증세가 나타나기 쉽다. 그것은 철분이 타닌과 결합하여 소화 흡수를 방해하기 때문이다.

빈혈이나 저혈압, 변비 등에도 뛰어난 음식 보약
딸기식초차

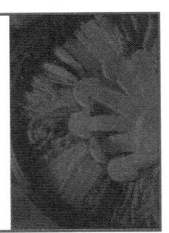

🍓 보약 음식의 효능

딸기식초차는 풍을 흩트리고 어혈을 녹이며 열과 독을 맑히고 해소한다. 따라서 주로 풍열에 의한 기침을 치료하고 구강염이나 부스럼, 산후 현운증 등에 적용된다.

이 딸기식초차는 발육기에 있는 어린이가 마시는 적합한 음료이며 빈혈이나 저혈압, 변비 등에도 뛰어난 치료 효과가 있다.

🧄 재료의 특성

식초로 된 산성 음료는 신체에 유익한 건강 효과가 있어 영양 물질을 체내에서 소화, 흡수시키고 식욕을 증진한다.

노년성 동맥 경화증을 예방하며 피로를 해소한다. 따라서 딸기식초 음료는 식초의 건강 작용도 있고 딸기코의 치료 효과도 있다.

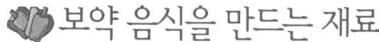 보약 음식을 만드는 재료

딸기 1,000g, 설탕 1,000g, 식초 900ml.

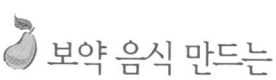 보약 음식 만드는 방법

1 딸기는 씻어서 물기를 빼고

2 꼭지와 상한 것을 제거한 다음 큰 유리병에 넣는다.

3 여기에 설탕과 양조 식초를 넣고 재운 뒤
하루 한 번씩 휘저어 준다.

4 6일 정도 지나면 마실 수가 있다.
다시 6일이 지나면 딸기의 찌꺼기를 걸러 낸다.

5

Tip
••• 로열젤리와 매실을 함께 먹으면 로열젤리의 활성 물질이 신맛의 갑작스런 변화를 일으키게 된다.

손발 냉증과 부인병에 효과적인 음식 보약
쑥국

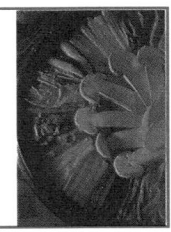

● ● ● 몸에 열이 많거나 얼굴이 붉거나 혈압이 높은 사람은 먹지 말아야 한다.

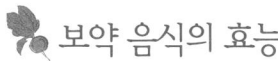 보약 음식의 효능

쑥국은 아랫배가 차가우면서 나타나는 자궁출혈 과다·월경 불순·손·발·복부 냉증·전신 냉증·소화 불량·위장 기능의 허약, 찬 것만 섭취하면 설사하는 경우에 효과적이다.

재료의 특성

쑥의 성질은 따뜻하면서 쓴맛이 나기 때문에 몸을 따뜻하게 하고 지혈 작용이 있다. 그리고 몸이 차서 나타나는 통증과 여성의 자궁병 및 부인병에도 매우 좋다.

🥬 보약 음식을 만드는 재료

어린 쑥 100g, 된장, 고추장, 다진 마늘, 간장 약간

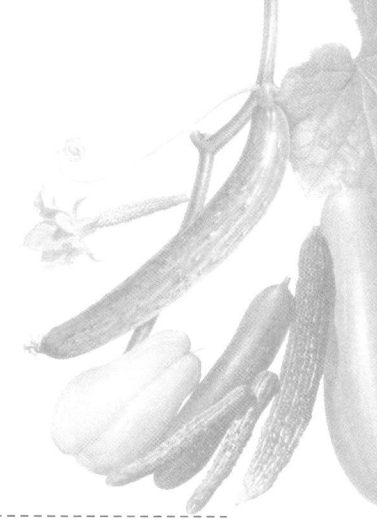

🍐 보약 음식 만드는 방법

1 된장과 고추장을 3:1의 비율로 넣어 장국을 만든다.

2 어린 쑥을 물에 씻어 물기를 제거해 둔다.

3 장국이 끓으면 쑥을 넣고 다진 마늘과 간장을 넣어 쑥이 살짝 익을 때까지 끓이면 된다.

Tip

••• 파에는 인과 유황이 많이 미역국에 섞으면 미역의 칼슘 흡수를 방해한다.

중풍, 관절염, 생선 중독에 효과적인 음식 보약
검은콩연근찜

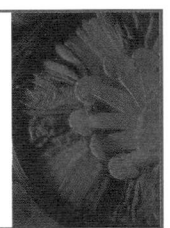

🥗 보약 음식의 효능

은콩연근찜은 해독이 뛰어나고 육식·어패류·생선 등에 중독되었을 때 삶은 물이나 탕으로 먹으면 좋다. 신허 요통이 나타나면 콩을 삶아 자루에 넣어 따뜻한 채로 환부에 붙여 찜질하면 된다. 중풍·관절염·신장병·각기병 등에는 까마귀나 오골계 1마리에 콩 1홉을 넣고 달여서 마시면 좋다. 이렇게 3번 정도 먹으면 효과를 볼 수 있다.

🧄 재료의 특성

검은콩은 콩과의 한해살이풀로 줄기는 높이가 60~100cm이고, 잎이 어긋나면서 세 쪽 겹잎이며 털이 달려 있다. 7~8월에 잎 겨드랑이의 짧은 가지에 흰색·붉은색·보라색 등의 작은 나비의 모양 꽃이 총상 꽃차례로 피고, 그 가운데 몇 개의 꽃이 결실하여 꼬투리가 된다.

🍱 보약 음식을 만드는 재료

검은콩 50g, 연근 100g, 식초 1큰 술, 마늘채 1큰 술, 양념간장 4큰술, 청주 1큰술, 맛술, 참기름, 물엿 각 1작은 술, 설탕 2큰술, 다시마물 1컵, 통깨 약간

🍐 보약 음식 만드는 방법

1 검은콩을 1시간 이상 물에 담가 불린다.

2 연근은 껍질을 벗긴 후 이등분한 다음

3 1㎝ 두께로 얇게 썰어서 식초 물에 담가 색깔이 변하는 것을 막아 준다.

4 마늘은 곱게 채로 썬다.

5 냄비에 양념을 분량대로 넣고 한 번 정도 끓인다.

6 ❹에 불린 검은콩과 연근을 함께 넣어 은은한 불로 찐다.

7 중간에 마늘채를 넣어 향을 낸 다음 검은콩과 연근에 간이 배어 윤기가 있을 때까지 익히면 된다.

식욕이 떨어졌을 때 좋은 음식 보약
씀바귀나물무침

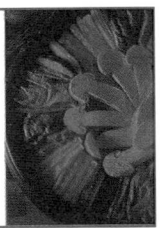

🌿 보약 음식의 효능

씀바귀나물무침은 위장의 열을 내리면서 식욕을 북돋워 주는 효능을 가지고 있다. 더구나 시험공부에 지친 수험생들의 긴장을 완화시켜 주고 화와 열이 많이 올라 뒷목이 뻐근하면서 식욕이 떨어지는 데 먹으면 입맛이 살아난다.

재료의 특성

씀바귀의 성질은 매우 차가우면서 쓴맛이 나기 때문에 몸 안에 나타나는 화와 열을 내려 주고 위열까지 내려 준다. 더구나 얼굴과 피부에 생기는 염증과 종기 등을 제거해 주고 두통과 눈의 충혈 치료에 효과가 있다.

보약 음식을 만드는 재료

씀바귀 200g, 고춧가루 · 된장 · 고추장 · 깨 · 다진 파 · 다진 마늘 · 참기름 약간

보약 음식 만드는 방법

1 씀바귀를 하룻동안 물에 담가 쓴맛을 우려낸다.

2 ❶을 끓는 물에 살짝 데쳐 둔다.

3 ❷를 그릇에 담아 된장 · 고추장 · 깨 · 고춧가루 · 다진 파 · 다진 마늘을 넣어 무친 다음

4 참기름을 넣고 또다시 무친다.

Tip

●●● 토마토는 그대로 먹는 것이 좋다. 토마토에는 칼륨의 함량이 매우 많아 설탕보다 소금을 약간 곁들여 먹는 것이 좋다.

기침과 갈증, 숨이 찰 때 좋은 음식 보약
오미자차

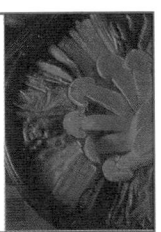

🌱 보약 음식의 효능

오미자차는 인체의 진액을 생성시키고 갈증을 멎게 한다. 정기를 덥게 하고 북돋워 주므로 기와 음이 모두 허약하고 허화가 위로 치솟아 올라 이글거림으로써 빚어진 기침과 갈증, 숨이 차고 무기력한 증상에 보조 치료제로 응용된다.

따라서 이 약차는 몸을 보하면서도 적체가 되지 않고 수렴 작용을 하면서도 부작용을 일으키지 않는 특성이 있다.

재료의 특성

인삼은 기를 북돋워 주고 진액을 생성한다. 오미자는 심장을 보하고 폐를 수렴하면서 진액을 생성하여 갈증을 멎게 한다. 이 두 약재는 갈증을 해소하고 오래된 마른 기침을 치료하며 숨이 가쁘고 무기력한 증상을 완화시킨다. 차조기 대공은 중기를 편안하게 운행시키고 위장을 조화롭게 하며 또 가래를 삭히는 작용도 있다.

보약 음식을 만드는 재료

오미자 50g, 자소경차조기 대공 6g, 인삼 6g, 설탕 100g.

보약 음식 만드는 방법

1 인삼은 별도로 물로 달여 놓는다.

2 오미자와 자소경은 물로 달여 진한 즙을 걸러 내어 인삼즙에 넣고 설탕을 넣는다.

3 이것을 날마다 수시로 마신다.

Tip

••• 유자로 우려낸 감잎차에 유자청을 한 쪽 띄우면 감잎차에 유자의 새콤달콤한 맛이 첨가되어 맛이 애우 좋아지게 된다. 감잎차와 유자는 궁합이 잘 맞는다.

생선살토마토그라탱

혈액 순환과 피부탄력에 좋은 음식 보약

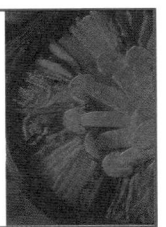

🌿 보약 음식의 효능

토마토는 비타민 B_1·B_2·C 등이 풍부하게 들어 있어 변비나 피부 미용에 매우 좋고 혈액 순환까지 도우며 소화력까지 촉진시켜 준다. 매일 토마토 3개씩 먹으면 혈압이 내려가고 쇠고기 반근과 토마토 10개를 삶아서 식사 때 먹으면 양기 부족에 좋다. 토마토 주스는 피부를 탄력 있고 아름답게 해 주기 때문에 여성들이 즐겨 찾는다.

재료의 특성

토마토는 가짓과의 한해살이풀로 줄기는 높이가 1~1.5m이고, 잎은 어긋나며 깃 모양의 겹잎이다. 여름에 노란 꽃이 총상 꽃차례로 잎 겨드랑이에 피고, 열매는 장과로 붉게 익으며 식용으로 애용된다.

보약 음식을 만드는 재료

흰 살 생선살만 도톰하게 포를 뜬 것 2토막, 토마토 1/4개, 치즈 가루 1작은술, 빵가루 2큰술

보약 음식 만드는 방법

1 생선살을 1cm 크기로 썬다.

2 토마토는 껍질을 벗기고 씨 부분을 도려낸 다음 다진다.

3 그릇에 생선을 담고 토마토를 올린 후 치즈 가루와 빵 가루를 동시에 뿌린다.

4 오븐토스터에 3~4분 정도 구우면 완성된다.

Tip

●●● 호두에는 콜레스테롤을 낮추는 불포화 지방산이 많이 들어 있어 곶감의 변비 걱정을 없애기 때문에 매우 잘 맞는 궁합이다.

기관지와 천식에 효과적인 음식 보약
취나물무침

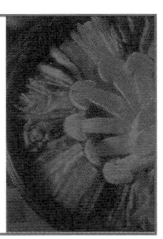

🌿 보약 음식의 효능

취나물무침은 감기·기관지염·인후염·천식 등을 비롯해 말을 많이 하는 직업에 종사하는 사람들에게 효과가 뛰어나다.

재료의 특성

취나물은 성질이 따뜻하면서 쓰고 단맛이 나기 때문에 폐를 윤기 있게 만들고 가래를 제거해 주며, 기침을 멈추게 하는 효능이 있다. 그렇기 때문에 오래된 기침과 천식에 탁월한 효과가 있으며 감기·천식·만성기관지염 등의 증세에도 좋고 폐를 보하는 효능이 있다.

보약 음식을 만드는 재료

취나물 300g, 간장 2큰술, 된장·고추장·파·마늘·참기름·깨소금 약간

보약 음식 만드는 방법

1 취나물을 깨끗하게 씻은 다음 끓는 물에 데친다.

2 데친 취나물의 물기를 제거한다.

3 ❷에 간장·된장·고추장·파·마늘 등을 넣고 무치다가 참기름과 깨소금을 넣으면 된다.

Tip

●●● 수정과에 잣을 띄우는 것은 빈혈의 예방에 효과가 있다. 수정과는 담이 많고 기침이 나올 때 그리고 만성기관지염에 좋다.

정력과 수술 후의 원기를 보강해주는 음식 보약
보신탕

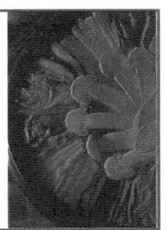

몸에 화와 열이 많고 비만하며 고혈압·당뇨·동맥 경화 등의 성인병과 얼굴이 붉은 사람 등이 섭취하면 열이 갑자기 오르거나 대변에서 냄새가 독하게 나기 때문에 먹지 말아야 한다.

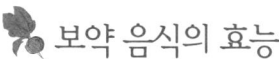 보약 음식의 효능

보신탕은 오장의 기능을 편안하게 하고 남성의 양기를 북돋워 주며 허리와 무릎을 튼튼하게 하고 골수를 충만하게 해 준다.

재료의 특성

개고기는 성질이 더우면서 달고 짠맛이기 때문에 육질이 부드러워 소화 흡수를 원활하게 도와 위장의 기능을 강화해 준다. 더운 성질이 있기 때문에 몸이 차갑거나 소화 기능이 약한 경우와 수술 후 허약해진 체력 보강에 탁월한 효능을 가지고 있다.

보약 음식을 만드는 재료

개고기 600g, 들깻잎 200g, 미나리 100g, 들깨, 된장·생강·후추·부추·고춧가루·산초 가루 약간

보약 음식 만드는 방법

1 개고기에 된장과 생강을 넣고 삶은 다음 고기와 국물을 따로 둔다.

2 들깻잎과 미나리를 깨끗이 씻은 다음 썬다.

3 고기를 찢어서 부추·후추·고춧가루 등을 넣어서 무친다.

4 국물에는 깻잎·들깨·양념된 고기를 넣고 끓인 다음

5 식성에 맞게 들깨·생강·산초 가루 등을 추가해서 먹으면 된다.

Tip

●●● 파인애플은 당질이 많고 바나나에 없는 구연산을 비롯하여 사과산·주석산을 많이 가지고 있기 때문에 바나나와 파인애플은 잘 어울리는 궁합이다.

가래를 삭히고 소화 작용을 돕는 음식 보약
유자껍질차

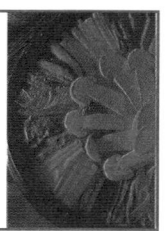

🌿 보약 음식의 효능

유자껍질차는 가래를 삭히고 기를 내리며 소화 작용을 돕는다. 따라서 유자껍질차는 기가 뭉쳐져서 가슴이 답답하고 명치 부위가 냉하며 아픈 천식의 증상을 치료한다. 또 노인성 기관지염 등에 좋은 효과가 있다.

재료의 특성

옛 한의서에 의하면 유자의 껍질은 주독을 해독하고 부종을 치료하며 식체를 치료한다고 기록되어 있다. 또 습담에 의한 기침과 천식을 개선하는 효과 또한 있는 것으로 적혀 있다. 단, 임산부나 기가 허한 사람은 그 복용을 삼가야 한다고 했다.

보약 음식을 만드는 재료

유자 껍질 10g, 벌꿀 조금.

보약 음식 만드는 방법

1 유자 껍질을 깨끗이 씻은 뒤 가늘게 채로 썰어서 찻잔에 넣는다.

2 여기에 끓는 물을 부어 잠시 우려내면 된다.

3 그리고 유자 껍질을 끓여도 된다.

4 하루에 3~4회씩 벌꿀을 타서 마신다.

5

Tip

●●● 카페인 중독을 치료하기 위해서는 커피에 치코리를 섞어 마시는 것이 좋다.

식욕부진과 설사를 멈추게 하는 음식 보약
임자수탕

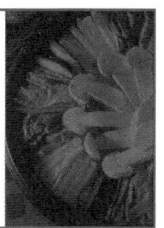

🌿 보약 음식의 효능

임자수탕은 몸 안의 화와 열을 제거하고 음기를 보해 주기 때문에 여름철에 기력이 쇠약해질 때 체력을 보충해 주는 효능이 있다.

특히 삼계탕이나 보신탕을 먹고 부작용이 나타나는 사람들에게 효과 만점이다.

재료의 특성

오리고기는 열을 내려 주고 음기를 보충해 주며 허약 체질을 보강해 준다. 이 밖에 소갈증 · 무기력증 · 식욕 부진 · 설사 · 허약성 부종 등에도 좋다. 흰깨는 성질이 차갑기 때문에 위와 장의 열을 제거해 주고 기혈의 소통을 열어 주는 데 효능이 있다. 이 밖에 뼈를 튼튼하게 해 주고 근골을 강하게 만들어 준다. 그렇기 때문에 필요에 따라서 흰깨나 검은깨를 선택하면 된다.

보약 음식을 만드는 재료

오리 1마리, 흰깨 1컵, 국수 1줌, 오리 알 1개, 오이 1/2개, 파·마늘·생강·소금·후추 약간

보약 음식 만드는 방법

1 오리를 씻어서 파·마늘·생강을 썰어서 넣고 삶는다.

2 오리가 삶아지면 살은 건져서 결대로 가르고 국물은 기름을 제거한 뒤 차갑게 식힌다.

3 흰깨는 타지 않게 볶은 다음

4 곱게 으깨 오리국물과 함께 믹서로 갈아 체에 걸러 소금과 후추로 간을 맞춘다.

5 그릇에 오리고기를 나누어 담고 국수를 넣은 다음

6 오이·오리알 지단 등을 고명으로 얹고 차갑게 식힌 국물을 부으면 된다.

육개장
근육과 뼈를 든든하게 만들어 주는 음식 보약

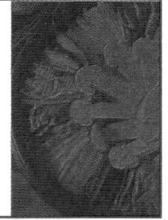

🥕 보약 음식의 효능

육개장은 수종을 해소하고 병후 허약 체질인 사람에게 효능이 뛰어난 고단백의 영양식이다. 즉 밥맛이 떨어지고 온 몸이 무기력해지면 단백질의 섭취가 부족하다. 이런 경우에 이 음식을 먹으면 회복된다.

재료의 특성

육개장은 쇠고기의 양지머리 부분을 삶아 기름을 걷어 내고, 파 등을 넣어 만든 음식이다. 이것은 기혈을 돋우고 근육과 뼈를 튼튼하게 해 주며 갈증을 멈추게 하는 데 좋다.

보약 음식을 만드는 재료

쇠고기양지머리 500g, 파 50g, 간장 · 달걀 · 깨소금 · 참기름 · 고춧가루 · 후춧가루 약간

보약 음식 만드는 방법

1 양지머리의 핏기를 제거한 다음 덩어리째 넣어 삶는데, 육수에 떠 있는 기름은 걸러 내야 한다.

2 파는 10cm 정도로 잘라 끓는 물에 살짝 데쳐서 찬물에 헹궈 둔다.

3 쇠고기를 건져 내 결대로 찢은 다음 깨소금 · 참기름 · 고춧가루 · 후춧가루 · 간장 등으로 만든 양념장을 넣어 무치고 파는 썰어서 육수에 넣고 다시 끓인다.

4 끓은 뒤 간을 맞추고 달걀을 풀고 후춧가루를 넣어서 먹는다.

5

> **Tip**
> ••• 해조류는 피를 맑게 하고 암의 발생을 억제한다. 미역과 두부는 궁합이 매우 잘 맞는다.

만성 기관지염·기침·고혈압·인후염 등을 치료하는
결명자김차

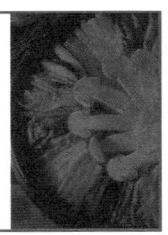

🌰 보약 음식의 효능

결명자김차는 열을 배출시키고 담을 삭히며 멍울을 풀어준다. 따라서 갑상선이 부어 오른 증상을 개선하고 부종이나 만성기관지염·기침·고혈압·인후염 등을 치료하는 효능이 있다.

재료의 특성

김은 멍울을 풀어주고 가래를 삭히며 열을 내리고 이뇨 작용을 하므로 갑상선이 부어 오른 증상을 치료한다. 또 기관지염이나 고혈압 등에도 적용된다.

결명자는 열을 내리고 해독하며 혈압을 내리는 작용이 있다. 따라서 이 차는 주로 고혈압이 있는 기관지 염증 환자에게 좋은 치료 효과가 있는 한방 약차이다.

🦋 보약 음식을 만드는 재료

김 30g, 결명자 25g.

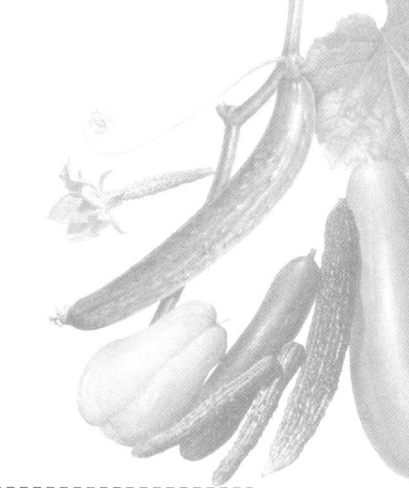

🍐 보약 음식 만드는 방법

1 김과 결명자를 솥에 넣고 물을 적당히 부은 뒤

2 20분 정도 끓여서 그 즙을 걸러 낸다.

3 이렇게 걸러 낸 즙을 매일 여러 번씩 차 대신 마신다.

> **Tip**
> ••• 솔잎을 생식하면 뇌의 기능이 매우 좋아지고 심장이 튼튼해지며 고혈압과 동맥 경화에 효과가 매우 높다.

갈증과 부기를 해결해 주는 음식 보약
팥빙수

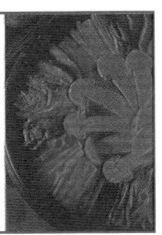

🥕 보약 음식의 효능

팥빙수는 갈증을 풀어주고 부기를 제거해 주며 수분 대사의 기능을 도와준다. 특히 소염 기능이 있기 때문에 화와 열이 많으면서 잘 붓는 체질의 사람에게 효과적이다.

재료의 특성

팥은 성질이 약간 차가우면서 맛이 달기 때문에 습과 종기를 제거해 주고 농이 생기면 배출시키는 작용을 한다. 이밖에 갈증과 설사를 멈추게 하고 소변이 잘 나오게 해 준다. 또한 부종을 치료하기도 한다. 팥은 악귀를 쫓는다는 붉은색을 띠고 있어 대보름날이나 동지에 죽으로 쑤어 먹는 풍습이 지금까지 전해져 내려오고 있다. 팥빙수는 여름철의 더위를 식히고 갈증을 제거해 주는 식품이다.

보약 음식을 만드는 재료

팥 1컵, 얼음가루, 설탕 · 소금 · 물엿 · 콩가루 · 미숫가루 · 과일 · 인절미 약간

보약 음식 만드는 방법

1 팥은 터지지 않게 삶은 다음 설탕 · 소금 · 물엿 등을 넣어 조린다.

2 조림이 완성되면 차게 식힌다. 다이어트를 위해 달지 않아야 한다.

3 빙수그릇에 얼음 가루를 넣고 단팥조림을 얹는다.

4 ❸에 콩가루 · 미숫가루 · 잘게 썬 과일 · 인절미 등을 올려 놓으면 된다.

Tip
••• 초콩은 반찬이나 간식으로 1회에 15~20알 먹는다. 그리고 효과를 높이기 위해서 식전에 먹는 것이 좋다.

식은땀을 막아 주고 원기회복에 좋은 음식 보약
황기삼계탕

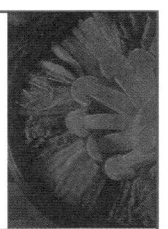

🥬 보약 음식의 효능

황기삼계탕은 여름철에 원기가 부족하고 식은땀을 많이 흘리며, 온 몸이 무기력해지면서 소화 기능이 떨어질 경우에 활기를 불어넣어 주는 작용을 한다. 너무 꼼꼼하고 내성적이면서 소화 기능이 떨어진 사람에게 매우 좋다.

재료의 특성

황기는 피부 기능을 활성화시켜 땀을 조절해 주고 새살이 돋게 하며 기를 보해 준다. 인삼과 함께 성질이 따뜻하고 몸의 면역 기능을 향상시켜 준다. 닭고기는 성질이 따뜻하면서 맛이 달기 때문에 위경과 비경을 보해 준다. 닭의 근육 속에는 지방이 없기 때문에 맛이 담백하고 소화 흡수가 잘 된다.

보약 음식을 만드는 재료

영계 1마리, 찹쌀 1컵, 대추 3개, 인삼 15g, 황기 15g, 마늘 2통, 후추·소금·파 약간

보약 음식 만드는 방법

1 영계의 배를 반쯤 갈라 내장을 제거하고 물로 2~3번 깨끗이 씻어 낸 다음 물기를 제거한다.

2 뱃속에 미리 불린 찹쌀, 인삼·황기·대추·마늘 등을 넣고

3 영계다리를 실로 묶어 찹쌀이 나오지 않게 한다.

4 솥에 닭을 안친 후 잠길 정도로 물을 붓고 강한 불에 끓인 다음 약한 불로 2~3시간 달인다.

5 육수는 체에 종이나 거즈를 깔고 그 위에 부어서 기름을 걸어 낸다.

6 푹 삶은 닭을 뚝배기에 담은 후 육수를 부어 3~4분 정도 더 끓이다가

7 불에서 내리기 직전에 파·소금·후추 등으로 간하면 된다.

위장을 튼튼하게 하고 소화 작용을 좋게 하는
귤피대추차

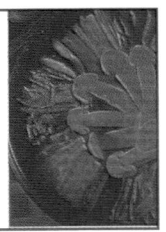

🌿 보약 음식의 효능

귤피대추차는 위장을 튼튼하게 하므로 식욕 부진과 소화 불량을 치료한다. 귤껍질은 그 맛이 맵고 쓰며 위장을 튼튼하게 한다. 가래를 몰아내고 치밀어 오르는 기를 내린다. 풍을 해소하면서 이뇨 작용을 하기도 한다.

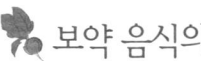 재료의 특성

귤은 대추와 어울리면 위장을 튼튼하게 하고 소화 작용을 좋게 하는 데에 좋은 약재이다.

식사 전 차 대신 이 차를 즐겨 마시면 식욕 부진을 치료하고 식후에 마시면 소화 불량을 치료한다.

보약 음식을 만드는 재료

대추 50g, 신선한 귤껍질 10g.

보약 음식 만드는 방법

1 먼저 대추는 까맣게 타도록 볶은 뒤

2 깨끗이 씻어서

3 잘게 썰어 놓은 귤껍질과 함께 보온병에 넣고

4 끓는 물을 부어서 10분 정도 우려낸다.

> **Tip**
> ••• 곰국은 산모의 몸을 보호하고 젖을 잘 나오게 하는 식품이다. 곰국에 무를 쓰는데 이것은 무의 섬유질과 효소 등이 어우러져 소화 흡수를 돕기 때문이다.

가래를 삭히고 갈증을 해소해 주는 음식 보약
오미자수박화채

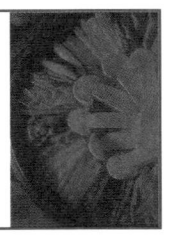

● ● ● 소화 기능이 약하거나 몸이 찰 때는 먹지 말아야 한다.

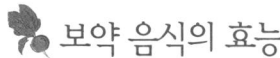 보약 음식의 효능

오미자수박화채는 열을 내려 주고 갈증을 없애 주며 혈액순환을 원활하게 해 준다. 더구나 이뇨 작용을 도와주고 신장의 기능을 향상시키기 때문에 여름철 더위를 해소시켜 주는 데 좋다.

재료의 특성

오미자는 땀을 멈추게 하고 갈증을 없애 주며 가래를 삭히는 작용을 한다. 또한 신장 기능과 하초의 기능을 보해 주고 설사를 멈추게 해 주는 효능도 있다. 수박은 갈증을 없애 주고 더위 먹은 것을 치료해 주는 작용을 한다. 또한 기를 내리고 답답함을 해소해 주며 진액을 생성시킨다. 아울러 이뇨 작용을 촉진시키는 데도 효과가 있다.

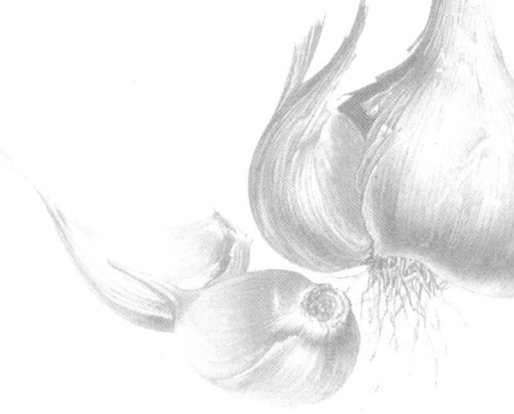

보약 음식을 만드는 재료

수박 1/2통, 오미자 5개, 얼음, 생수

보약 음식 만드는 방법

1 오미자를 깨끗이 씻어

2 빨간 물이 우러나오도록 하루 정도 담갔다가 건더기를 건져 낸 다음 냉장고에 보관한다.

3 수박을 먹기 편하게 조각 내고 씨는 제거한다.

4 오미자를 우려낸 물에 수박 조각과 얼음을 넣으면 된다.

Tip

••• 마에는 소화 작용을 돕는 효소가 많이 들어 있으며 아밀라아제는 녹말의 소화를 촉진시킨다.

민어매운탕
고혈압, 당뇨, 동맥 경화, 비만에 효과가 있는

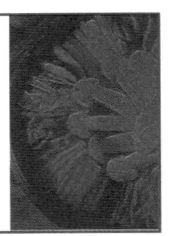

🍃 보약 음식의 효능

민어매운탕은 성인병인 고혈압·당뇨·동맥 경화·비만 등에도 부담 없이 먹을 수가 있다. 그렇기 때문에 30대 이후의 건강관리를 위해서는 동물성 지방질이 많은 육류보다 민어와 같은 어류를 섭취하는 것이 훨씬 유익하다.

🧄 재료의 특성

민어는 남해안에서 많이 잡히며 여름철에 즐겨 먹는 생선이다. 우리나라 사람들이 즐겨 먹는 물고기는 주로 조기나 민어과에 속한 난류성 물고기인데, 그 중에서 몸집이 가장 크다. 살이 백색이고 탄력이 있으며, 맛이 담백하고 단맛이 나며 소화 흡수가 잘 된다.

또 병약자·노인·어린이들의 소화 기능이 떨어지거나 흡수가 잘 되지 않을 때 먹으면 효능이 있다.

보약 음식을 만드는 재료

민어 1마리, 파·마늘·호박·된장·고추장·쌀뜨물·생강

보약 음식 만드는 방법

1 받아 놓은 쌀뜨물에 된장과 고추장을 풀어서 끓인다.

2 ❶에 썬 호박을 먼저 넣고 끓인다.

3 민어는 비늘과 내장을 제거한 다음

4 토막을 내어 끓는 ❷에 넣고 파·마늘·생강 등을 첨가해 민어가 익을 때까지 끓인다.

5

> **Tip**
> ●●● 고추냉이를 초밥에 섞는 것은 소화 작용을 돕기 위해서다. 고추냉이에는 살균 효과가 있어 식중독을 예방한다.

야맹증과 당뇨병, 폐암 등의 증상에 좋은
당근두유차

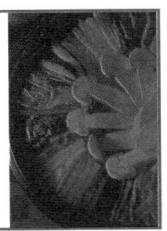

🥕 보약 음식의 효능

당근두유차는 비장을 튼튼하게 하고 식체를 내리게 하므로 과다한 육식 섭취로 인해 빚어진 소화 불량을 치료한다.

특히 이 차는 야맹증과 당뇨병, 폐암 등의 증상을 개선하는 영양 약차로 활용해도 좋은 효과를 얻을 수 있다.

재료의 특성

당근에 비장을 튼튼하게 하는 효능이 있다고 하는 것은 비기가 허약한 것을 두고 하는 말은 아니다. 당근은 적체를 해소하기 때문에 육식의 섭취로 인한 체증을 가시게 한다. 그 결과 비장과 위장으로 하여금 영양분을 흡수하도록 촉진시켜 간접적인 보약 작용을 하도록 하는 것이다.

또한 당근은 소통을 보로 삼기 때문에 당근을 보약으로 삼아서는 안 된다. 당근 속에 함유되어 있는 카로틴이 인체 내에서 비타민 A로 전환

되고 변화되지 않아 흡수가 안 된 나머지 것은 소장에 흡수되어 혈액과 다른 조직에 퍼져나가게 되는 것이다.

따라서 당근은 여러 방면의 면역 기능을 증강시키고 인체에 비타민 A를 보충하여 야맹증과 안건조증, 피부가 거칠어지는 등의 증상을 예방하고 또 치료한다. 특히 항암의 효과도 있고 방사선에 의한 손상을 방지하는 약재로도 관심을 모으고 있다.

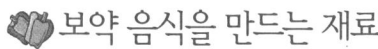

보약 음식을 만드는 재료

신선한 당근 적당량, 두유 50ml.

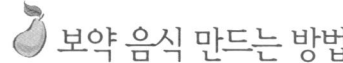

보약 음식 만드는 방법

1 당근은 깨끗이 씻어서 잘게 썬 뒤 믹서기에 넣어 그 즙을 짜 낸다.

2 매 식후마다 당근즙 200ml에 두유 50ml를 섞어서 마신다.

번열과 갈증과 비만을 막아 주는 음식 보약
죽여냉콩국수

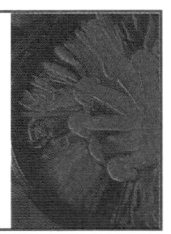

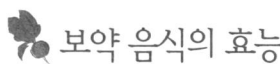 보약 음식의 효능

죽여냉콩국수는 여름철 더위를 식혀 주고 화와 열을 제거해 주며, 비만 체질과 얼굴이 붉고 성질이 급한 사람에게 좋다.

재료의 특성

흰콩은 대두로도 지칭되는데, 오장을 보하고 십이 경락의 순환을 도우면서 장과 위를 따뜻하게 해 준다. 그렇기 때문에 더운 여름철에 부족한 단백질을 보충해 주는 영양식품이다. 밀가루는 소맥으로 불리는데, 번열과 갈증을 제거해 주고 소변을 시원하게 배설하게 해 주는 작용을 한다.

보약 음식을 만드는 재료

죽여또는 죽엽 15g, 국수 150g, 오이 10g, 흰콩 3 큰술, 깨소금, 얼음

보약 음식 만드는 방법

1 죽여를 넣고 1~2시간 정도 달인 다음 건더기는 건져 내고 시원하게 냉장고에 보관한다.

2 흰콩은 물에 5~6시간 불린 다음 껍질을 벗겨 물과 함께 믹서로 갈아서 콩국을 만든다.

3 국수는 끓는 물에 삶아 찬물로 헹궈 놓는다.

4 콩국에 국수를 넣고 소금으로 간한 다음 오이·깨소금·얼음 등을 넣으면 된다.

Tip
••• 조개탕은 시원한 국물이 일품이며 질소화합물인 타우린·베타인·아미노산·호박산 등이 잘 어울린 식품이다.

장어구이
성 기능 회복과 노화 방지에 좋은 음식 보약

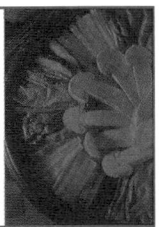

🌿 보약 음식의 효능

장어구이는 모세 혈관과 말초신경을 강화시키고 노화 방지와 성 기능을 회복시켜 준다. 또한 요통·신경통·관절염 등과 폐결핵·폐렴·피부 미용·항암 효과가 있다. 여성의 자궁 부위가 가려우면서 염증이 생기는 자궁 주위의 각종 질환을 낫게 해 준다. 이 밖에 어린이 발육 촉진, 병후 회복, 저항력 강화에 좋은 보양식품이다.

재료의 특성

장어는 성질이 차가우면서 단맛이 나고 약간의 독성이 들어 있다. 특히 민물장어는 칼슘·마그네슘·철·칼륨 등의 미네랄 광물질이 다량으로 함유되어 있고, 또한 비타민 $A·D·E·B_1·B_2$ 등도 많이 들어 있는데, 그 중에서 비타민 A는 쇠고기의 300~1,300배가 된다.

보약 음식을 만드는 재료

장어 3마리, 다시마국물 1/2컵, 간장 1/2컵, 맛술 1/2컵, 설탕 1/3컵, 통마늘 5개, 생강 1쪽, 마른 고추 2개

보약 음식 만드는 방법

1	장어는 배를 갈라 내장과 뼈를 제거한 다음 깨끗하게 씻어 놓는다.
2	생강을 얇게 썰어 놓고 홍고추는 반으로 갈라서 씨를 빼고 마늘은 살짝 구워 놓는다.
3	냄비에 다시마 국물, 간장·맛술·설탕·통마늘·생강·마른 고추·살짝 구운 장어 뼈 등을 넣고
4	중불로 반으로 졸여지면 체로 거른다.
5	구이판이 달궈지면 장어를 얹어 초벌구이한 다음 ❸에 조린 양념을 골고루 발라서 굽는다.
6	❸에 양념을 2~3번 정도 발라 가면서 양면을 충분히 구운 다음에
7	먹기 좋은 크기로 썰어 산초 가루를 뿌리면 된다.

고혈압과 심장 질환에 좋은 음식 보약
송이산적

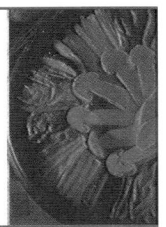

🌿 보약 음식의 효능

송이산적은 소화기를 보하고 기혈을 도와주며 근육과 뼈를 튼튼하게 한다.

특히 갈증을 멎게 하고 부종을 해소하며 병후 허약한 사람이나 토하고 설사하는 증세에 효과가 있다.

재료의 특성

송이버섯은 장마철이 갓 지나면서 초가을로 접어들 때까지 소나무 숲에서 자라는데 향기가 좋고 육질이 두텁다. 색깔은 선명하고 탄력성이 있으며 맛이 좋다. 송이는 습하고 그늘진 곳에서 서식하고 성질이 차갑기 때문에 콜레스테롤 수치를 떨어뜨리고 고혈압, 심장병에 효능이 있다. 또한 기운을 향상시켜 주고 정신을 맑게 해 준다.

보약 음식을 만드는 재료

송이 250g, 쇠고기 200g, 꼬치 10개, 양념간장, 설탕 · 깨소금 · 참기름 · 후추 · 파 · 마늘 · 소금

보약 음식 만드는 방법

1 쇠고기를 연필 굵기로 하여 송이버섯 길이와 같게 썰어

2 간장 · 설탕 · 깨소금 · 참기름 · 후추 · 파 · 마늘 등을 넣어 무친다.

3 송이는 모양을 그대로 살려 소금과 참기름으로 무친다.

4 쇠고기와 송이를 넓이 5㎝ 크기로 하여 꼬치에 번갈아 꿰어 석쇠에 굽는다. 살짝 구워야 맛이 있다.

5

Tip
●●● 산초는 위하수와 위확장증에 응용되기도 하는데 건위 · 소염 · 이뇨 · 구충제 등 용도가 다양하다. 산초는 위장을 자극시켜 신진 대사를 촉진시킨다.

여성의 빈혈과 심혈관 질환 치료에 좋은 음식 보약
꽁치조림

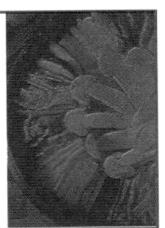

🥕 보약 음식의 효능

꽁치조림은 우리 몸의 해로운 화기와 열기를 내려 주고 여성의 빈혈, 남성의 양기 부족, 쉽게 피곤해지는 증상에 매우 효과가 있다. 자주 섭취하면 피가 맑아져 고지혈증 같은 심혈관 질환의 치료에 좋다.

재료의 특성

꽁치는 한류와 난류가 교차하는 곳에 분포하는 한류성 어종이다. 가을에 많이 잡히는데, 한방에선 모양이 칼과 같다고 추도라고 한다. 성질이 차가우면서 담담한 맛이 나고 불포화성 지방·고단백질·비타민 등이 많다.

🍱 보약 음식을 만드는 재료

꽁치 2마리, 풋고추, 홍고추 · 고추장 · 고춧가루 · 간장 · 다진 파 · 다진 마늘 · 다진 생강 · 설탕 · 후추 약간

🍐 보약 음식 만드는 방법

1 고추장 · 고춧가루 · 간장 · 다진 파 · 다진 마늘 · 다진 생강 · 설탕 · 후추로 양념장을 만든다.

2 꽁치를 깨끗이 손질하고 2~3토막으로 자른다.

3 고추를 엇비슷하게 썬다.

4 냄비에 양념장과 꽁치를 넣고 조리다가 풋고추 · 홍고추를 넣고 다시 조리면 된다.

> **Tip**
> ••• 표고버섯은 돼지고기와 잘 어울리는 식품이다. 표고버섯은 렌틴오틴의 향이 있고 구아닐산과 아데닐산이 있어 콜레스테롤을 제거하는 효과가 있다.

각종 출혈 증상에 효과적인 음식 보약
연근조림

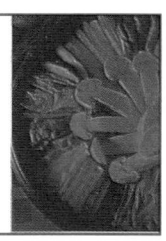

🌿 보약 음식의 효능

 연근조림은 각종 결림 증세의 원인이 되는 어혈을 제거해주는 효과가 있으며, 설사를 멎게 하고 마음을 안정시켜 주는 안산 작용도 있다.

재료의 특성

 연근은 연꽃뿌리로 성질이 약간 차가우면서 달고 떫은 맛이 난다. 모양이 작은 무처럼 생겼고 뿌리에는 구멍이 뚫려 있다. 특히 수렴과 지혈 작용, 어혈을 제거해 주는 작용을 한다.
 그리고 토혈·코피·객혈·하혈·혈뇨·장출혈 등 각종 출혈 증상에 효능이 있다.

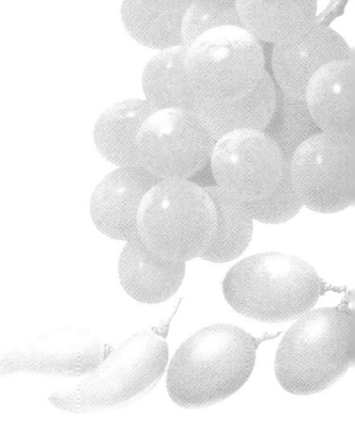

보약 음식을 만드는 재료

연근 300g, 간장 4큰술, 물엿 2큰술, 통깨 약간

보약 음식 만드는 방법

1 연근을 씻어 껍질을 벗기고 5㎜ 두께로 썰어 색깔이 변하지 않게 물에 담가 둔다.

2 끓는 물에 연근을 넣어 데친 다음 찬물로 헹군다.

3 냄비에 연근과 간장을 넣고 재료가 잠길 때까지 물을 부어 조리다가

4 반쯤 졸면 물엿을 넣어 바짝 조리면 된다.

5 ❸이 완성되면 그릇에 옮겨 담고 통깨를 뿌려 식탁에 올리면 된다.

Tip

●●● 삼계탕은 인삼의 약리 작용과 찹쌀·밤·대추 등의 성분이 잘 어울려 영양의 균형을 이루고 있어 스태미나 식품이다.

초기 감기와 월경 불순에 효과가 있는 음식 보약
육계생태매운탕

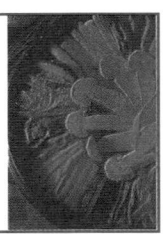

보약 음식의 효능

육계생태매운탕은 간을 보호해 술독을 풀어주는 효능이 있다. 특히 매운탕을 만들 때 양념으로 사용되는 파·마늘·생강·고추 등도 따뜻한 성질이기 때문에 냉증 해소에 좋다. 또한 몸·손발·관절 등의 냉증을 제거하고 소화 기능을 도와준다. 초기 감기를 다스리고 양기를 북돋워 준다.

재료의 특성

육계는 계피를 말하는데, 양기를 보해 주고 소화기관을 따뜻하게 해 준다. 냉증을 제거하고 혈맥을 통하게 하는 작용이 있기 때문에 손발이나 아랫배가 차고 엉덩이가 시린 사람들에게 유익하다. 월경 불순·잦은 설사·양기 부족, 허리와 무릎이 찰 때도 좋다.

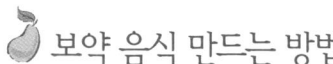 보약 음식을 만드는 재료

생태 1마리, 육계계피 30g, 멸치, 다시마 · 풋고추 · 붉은 고추 · 파 · 쑥갓 · 마늘 · 생강 · 고춧가루 · 고추장 · 간장 · 소금 · 후추 약간

보약 음식 만드는 방법

1 생태는 비늘을 벗기고 내장을 제거한 후 깨끗하게 씻는다.

2 멸치와 다시마를 가볍게 끓여 국물을 만든다.

3 고춧가루 · 고추장 · 간장 · 마늘 · 생강 · 소금 · 후추로 양념장을 만든다.

4 냄비에 미리 만들어 놓은 국물을 넣고 계피와 양념장을 넣어 끓인다.

5 생선을 넣고 다시 끓이다가 익으면 고추 · 파 · 쑥갓 등을 차례로 넣는다.

Tip
●●● 선지는 콜레스테롤의 함량이 많고 변비를 유발시키는 단점이 있다. 이러한 단점을 보완해 주는 것이 우거지와 콩나물이다.

숙취 제거와 감기 치료에 탁월한 효과가 있는
콩나물도라지국

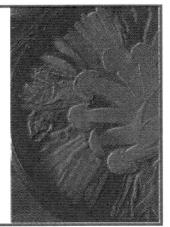

🌰 보약 음식의 효능

콩나물에는 아스파라긴산의 성분이 들어 있어 숙취 제거에 탁월한 효과가 있다. 도라지도 폐와 기관지를 보하며 가래를 삭게 하는 작용을 한다. 주요 효능은 몸 안의 습과 열을 제거해 주고 폐와 기관지를 보한다.

재료의 특성

콩나물을 한방에서 대두황권이라고 하는데, 맛이 달며 한약재로는 1.5~2cm 정도 싹이 난 것을 쓴다. 풍습비로 근육이 당기고 무릎이 아프거나 오장과 위중에 덩어리진 결취를 제거한다. 우황청심환의 재료로도 사용된다.

보약 음식을 만드는 재료

콩나물 200g, 국 멸치 10마리, 홍고추 1/2개, 실파 3개, 멸치액젓 1큰술, 물 5컵, 소금 약간

보약 음식 만드는 방법

1	멸치는 머리와 내장을 제거한 다음 프라이팬에 기름 없이 볶아서
2	찬물에 30분 가량 담가 국물을 우려낸다.
3	냄비에 ❶을 넣고 5분 정도 끓인 다음 멸치는 건져내고 콩나물을 넣고 끓인다.
4	홍고추를 얇게 썰어 씨를 제거하고 실파도 2㎝ 크기로 자른다.
5	❷가 끓으면 액젓을 넣고 소금으로 간을 한다.
6	❹가 완성되면 홍고추와 실파를 넣으면 된다.

고열을 내리고 기침을 멈추게 하는 음식 보약
꿀소스배조림

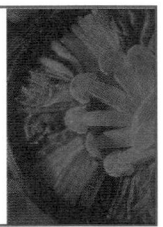

🌿 보약 음식의 효능

꿀소스배조림은 대장을 원활하게 하고 변비를 해소하며 해수 치료와 함께 오래된 기침, 감기를 치료하는 효능이 있다. 열을 내리고 폐를 윤택하게 해 주며, 기침을 멎게 하고 가래를 삭히는데 좋다. 특히 열병으로 진액이 손상되거나 소갈증과 담열로 기침, 변비가 있을 때 효과가 있다.

재료의 특성

꿀은 단맛이 나고 독이 없으며 성질이 편안하다. 주로 폐를 윤택하게 해 주고 장의 운동을 원활하게 하며 해독 작용이 뛰어나다. 배는 성질이 차갑고 단맛과 신맛이 있다. 주로 객혈을 제거하고 기침을 그치게 하며, 풍열을 제거하고 흉 중의 열을 제어한다.

보약 음식을 만드는 재료

배 2개, 레몬 1개, 꿀 소스꿀 1/3컵, 굵게 빻은 통후추 약간, 올리브 오일 1큰술, 소금, 물 약간,

보약 음식 만드는 방법

1. 배의 껍질을 벗겨 8등분해서 씨를 제거한 다음 소금물로 살짝 헹군다.
2. 레몬은 아주 얇고 가늘게 쓴다.
3. 꿀에 굵게 빻은 통후추를 섞어 꿀 소스를 만든다.
4. 달군 프라이팬에 올리브 오일을 두르고 자른 배를 넣어 노릇해질 정도로 굽는다.
5. 이때 얇고 가늘게 썬 레몬을 올려서 함께 살짝 한 번 더 구워준다.
6. ❹에 ❸을 붓고 약한 불로 소스가 스며들도록 조린다.
7. 이때 윤기가 나면서 졸아들면 접시에 담아 내면 된다.

감기 초기 증세에 효과적인 음식 보약
파뿌리 달인 물

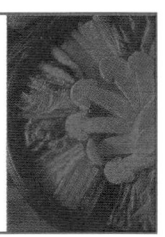

🌿 보약 음식의 효능

파뿌리는 땀을 나게 하면서 열을 발산시키고 소화액의 분비를 촉진시켜 소화 흡수에도 좋다. 또한 감기 증세에 땀을 나게 하면서 열까지 강하시켜 준다.

재료의 특성

파뿌리는 성질이 냉하면서 신맛이 나기 때문에 상한의 한열과 중풍·눈의 종기·인후 등을 다스리고 간의 사기를 제거하고 오장의 기능을 원활히 해 주는 작용을 한다. 즉 열을 내리고 폐를 시원하게 하며 초기 감기 증세에 좋다.

보약 음식을 만드는 재료

대파뿌리 5개, 물 3컵

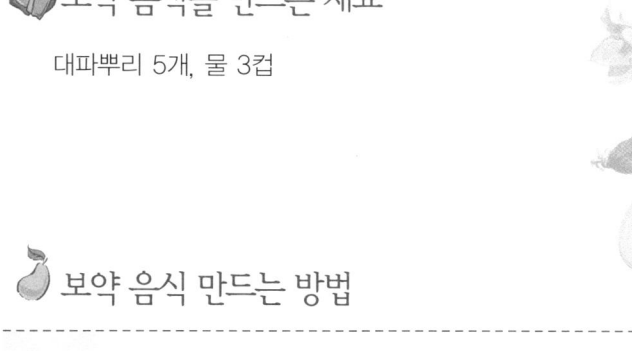

보약 음식 만드는 방법

1 모아 둔 대파뿌리를 깨끗하게 씻어 놓는다.

2 냄비에 물을 붓고 ①을 넣어 끓이면 된다.

Tip
●●● 머위의 줄기는 매우 쓰므로 데치거나 삶아서 먹어야 한다. 머위의 잎에는 베타카로틴과 비타민이 골고루 들어 있다.

천식, 가래와 열이 날 때 효과가 있는 음식 보약
은행쇠고기찜

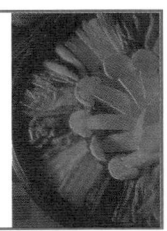

🌿 보약 음식의 효능

은행쇠고기찜은 호흡기 질환으로 인해 온 몸과 뼈마디가 타는 듯한 열과 심한 기침에 가래까지 들끓는 증상을 다스리는 데 좋다.

 재료의 특성

은행은 환절기 호흡기 질환에 매우 유익한 약용 식품이다. 즉 호흡기 질환으로 생긴 기침과 가래를 멎게 한다. 특히 천식으로 가래가 끓는 증상이나, 열이 나고 기침이 심한 증상에 효과가 좋다.

보약 음식을 만드는 재료

쇠고기안심 포 400g, 껍질 벗긴 은행 80g, 표고버섯 20g, 말린 고추 2개, 파 · 생강 · 소금 · 후춧가루 · 맛술 · 들기름 약간

보약 음식 만드는 방법

1	은행을 끓는 물에 데쳐서 쓴맛을 제거한 다음 식용유로 튀긴다.
2	쇠고기는 소금 · 후춧가루 · 맛술 등을 골고루 뿌려 그릇에 담는다.
3	❷의 쇠고기 위에 파와 생강을 얹고 강한 불로 1시간 정도 찐다.
4	❸이 완성되면 파와 생강을 걷어 내고 쇠고기를 적당한 크기로 토막 낸 다음
5	은행과 표고버섯을 버무려 그릇에 담는다.
6	❸에서 남은 국물을 다시 부은 다음 솥에서 30분간 더 쪄서 그릇에 가지런히 담는다.
7	프라이팬에 들기름을 두르고 남은 맛술 · 소금 · 조미료 · 후춧가루 등에 찜 그릇의 국물을 따라 붓고 끓으면 전분으로 걸쭉하게 만들어 쇠고기 위에 얹으면 된다.

술로 인한 갈증과 추위를 많이 타는 데 좋은
굴배춧국

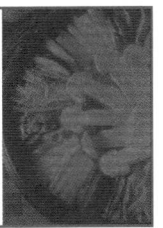

🌰 보약 음식의 효능

굴배춧국은 상체의 열을 내려 답답한 가슴을 해소하고 유난히 아랫배와 손발 등의 하체 부위에 추위를 많이 타는 사람에게도 효과가 있다. 인체에 쓸데없이 쌓인 화기와 열기를 내려 주기 때문에 답답한 가슴과 갈증을 해결해 준다. 그리고 머리를 맑게 해 주는 약리 효과도 있으며 체질적으로는 열이 많은 사람에게 좋다.

재료의 특성

굴은 성질이 차갑기 때문에 간 기능을 도와주는 보혈 작용을 한다. 또한 각종 성인병 예방에 유익한 비타민과 미네랄이 풍부하다. 배추는 성질이 시원하면서 단맛이 나고 비타민과 칼슘이 풍부하다. 위장의 소화 기능을 도와 가슴의 열을 내려 주며 술로 인한 갈증을 풀어준다.

보약 음식을 만드는 재료

굴 2컵, 배추속대 10잎, 실파·당근·호박·간장 약간

보약 음식 만드는 방법

1 굴을 소금물에 씻어 껍질과 잡티를 제거한 후 물기를 뺀다.

2 배추속대를 어슷하게 썰고 실파는 3~4cm 크기로 썰며 당근과 호박은 채로 썰어 둔다.

3 냄비에 배추속대와 당근, 호박 등을 넣고 물을 부어 끓인다.

4 배추속대·당근·호박 등이 어느 정도 익으면 굴을 넣고 다시 끓인다.

5 굴이 익으면 실파와 간장을 넣고 간을 맞춘다.

> **Tip**
> ••• 김치는 비타민 B군과 비타민 A의 모체인 카로틴이 매우 많고 유산균이 많이 들어 있어 정장 효과와 고유한 신맛이 있다.

시력을 밝게 하고 기억력 회복에 효과가 있는
박하차와 오이즙

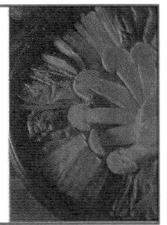

🥕 보약 음식의 효능

박하차와 오이즙은 머리와 눈을 맑게 하고 인후 부위를 시원하게 하며, 감기 기운으로 열이 날 때 사용하면 좋다. 머리의 열을 내리고 부기를 제거해 주며 소변을 잘 배설되게 하는 작용을 한다.

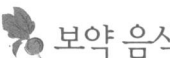 재료의 특성

한방에서는 잎을 약용하고 향기가 좋아 향료·음료·사탕제조 등에도 쓴다.

박하는 해열과 해독 작용이 있으며 한방에선 풍열·두통·인후통·복부 고창·치통·피부 소양증 등을 치료할 때 쓴다.

보약 음식을 만드는 재료

박하잎 3장, 오이 1/2개

보약 음식 만드는 방법

1 박하잎을 깨끗하게 씻어서 말린다.

2 주전자나 그릇에 물을 붓고 끓으면 박하잎을 넣어 20분 가량 더 끓인다.

3 한번 끓인 물을 찻잔에 담고 박하잎을 띄운다.

4 박하맛이 우러나면 마신다. 이때 오이즙을 함께 먹으면 효과가 배가 된다.

Tip

● ● ● 참죽나무 뿌리의 껍질에는 설사를 멈추게 하는 효과가 있다. 그리고 종기가 났을 때 피막을 잘 만들어 주는 효과가 있다.

갈증 해소와 가래를 삭이는데 좋은 음식 보약
칡차와 배

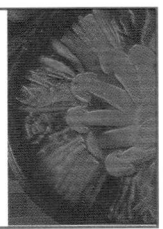

● ● ● 성질이 차갑고 냉하기 때문에 소화기계통이 약하거나, 몸이 냉하거나, 설사가 있는 사람은 삼가야 한다.

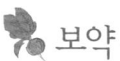 보약 음식의 효능

칡차와 배는 비만과 뒷목이 뻐근하거나, 눈이 침침하면서 건조하거나, 두통이 있거나, 열이 많이 올라가 얼굴이 붉을 때 칡차와 배를 함께 먹으면 해결된다. 특히 머리를 맑게 해주고 기억력과 정신 집중을 높여 준다.

재료의 특성

칡은 갈근이라고 하며, 땀을 내어 열을 내려 주고 갈증을 풀어주는 작용을 한다. 두통과 함께 눈이 침침하고 뒷목이 뻐근하며 머리가 맑지 않을 때 효과가 있다. 또한 주독도 풀어주는 데 일품이다. 배는 성질이 차가우면서 맛이 달고 시다. 열을 내려 주고 답답한 가슴을 해결해 준다. 감기의 열과 폐의 열을 내려 주고 가래를 삭게 하며 진액을 보충해 주는 작용을 한다.

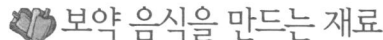 보약 음식을 만드는 재료

칡뿌리 100g 혹은 갈근 30g, 물, 1000cc, 배 1개

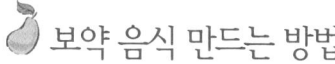 보약 음식 만드는 방법

1 칡뿌리를 깨끗하게 씻은 다음 1~2cm 두께로 자른다.

2 둥근 칡뿌리를 세로로 잘게 잘라 각설탕 모양으로 만들거나 절구나 분쇄기로 찧는다.

3 주전자에 칡뿌리 또는 갈근를 넣고 물을 부은 다음 1~2시간 끓인다.

4 갈색으로 우러나면 불에서 내려 찻잔에 붓고 깎은 배와 함께 먹으면 된다.

Tip

●●● 두부 요리를 할 때는 간장의 기능과 해독 작용을 높이기 위해 참깨 볶은 것을 으깨어 먹으면 좋다.

관절과 기를 보해 주는 영양 공급원 음식 보약
쇠고기무국

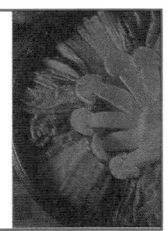

보약 음식의 효능

쇠고기무국은 특히 따뜻한 성질에 매운 맛을 지닌 무는 쇠고기와 찰떡 궁합이다. 음식의 소화를 돕고 관절을 원활하게 해 주는 작용을 한다. 더구나 가래를 삭게 하고 기침을 다스리는 데 매우 좋다. 항상 느긋한 성격에 식성이 좋고 참을성이 많으며 성취욕이 강한 사람에게 효과적이다.

재료의 특성

쇠고기는 성질이 편안하고 맛이 달다. 한의학에서는 소화기와 기혈의 순환을 돕고 근육과 뼈를 튼튼하게 해 준다. 토하거나 설사하는 증상을 멈추게 하는 작용도 있다. 이 음식은 병후나 소화 기능이 약하고 전신의 체력이 떨어진 사람들에게 좋다. 그 이유는 고단백질을 보충할 수 있는 영양 공급원이기 때문이다.

보약 음식을 만드는 재료

쇠고기 150g, 무 500g, 파, 다진 마늘·간장·후춧가루 약간

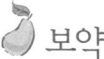 보약 음식 만드는 방법

1 쇠고기를 얇게 썰어서 다진 마늘과 간장 및 후춧가루로 양념한다.

2 무의 길이는 4cm, 두께가 3㎜ 크기로 자른다.

3 끓는 물에 쇠고기를 넣고 끓이다가 무를 넣는다.

4 무가 투명하게 익으면 간장·마늘·파 등으로 간을 맞춘다.

Tip
● ● ● 더덕술은 정장, 강장제로 쓰이고 가래가 많은 사람이 자기 전에 조금씩 마시면 효과가 높다.

혈액의 생성과 간독을 풀어주는 데 좋은 음식 보약
조개탕

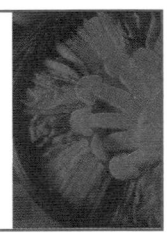

● ● ● 몸이 차갑거나 소화가 잘 되지 않는 사람은 삼가야 한다.

🥕 보약 음식의 효능

조개탕은 얼굴이 항상 붉게 상기되거나, 머리가 자주 아프거나, 뒷목과 어깨가 뻣뻣하고 눈이 충혈이 되거나, 얼굴에 여드름이 많이 나는 경우에 먹으면 효과가 있다.

🧄 재료의 특성

조개는 모시조개·대합·바지락·재첩·피조개·꼬막·홍합 등 종류가 다양하다. 조개는 성질이 차가우면서 맛은 달고 짜다. 한의학에서는 음기를 보충하고 혈액의 생성을 도와 열을 내려 주며, 간독을 풀어주는 작용을 하는 식품으로 쓰이고 있다.

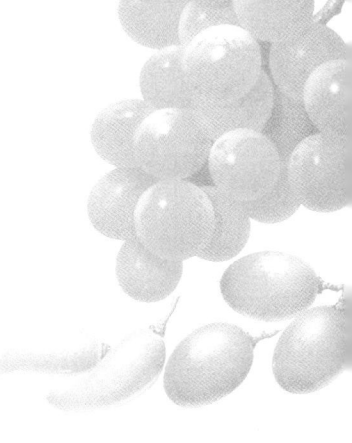

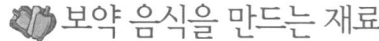 보약 음식을 만드는 재료

조개(모시조개 등) 400g, 소금, 파 약간

보약 음식 만드는 방법

1	조개를 깨끗하게 손질해 냄비에 넣고 물을 넉넉하게 부은 다음 끓인다.
2	끓이다가 거품이 많이 생기면 걷어 내야 국물을 맑게 할 수 있다.
3	조개가 입을 벌리기 시작하면 소금으로 간을 맞춘다.
4	너무 오래 끓이면 질기기 때문에 간을 한 후 파를 넣고 조금만 끓이다가 불에서 내리면 된다.

Tip

●●● 토장국은 쌀뜨물에 끓여야 섬유질도 부드럽고 구수한 맛이 우러난다.

기관지 질환과 마른 기침에 효과가 뛰어난 음식 보약
도라지대구탕

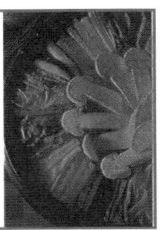

보약 음식의 효능

도라지대구탕을 얼큰하게 끓여서 먹으면 폐와 피부에 땀이 나면서 건조한 폐를 촉촉하게 해 주고 폐와 기관지에 붙어 있는 가래의 성분을 밖으로 배출해 준다. 체질적으로 폐와 기관지가 약한 사람에게 효과가 좋다.

재료의 특성

도라지의 성질은 따뜻하고 매우며 쓴맛이 난다. 가래를 제거해 주고 머리를 맑게 하는 작용이 있다. 또 흉부의 통증을 조절하고 담을 제거하며, 인후부가 붓고 아픈데 좋은 효과가 있다. 그리고 염증이나 농을 배출해 주고 혈액 순환이 잘 되게 하기 때문에 폐와 기관지를 보해 준다. 대구는 기를 보해 주고 지방이 적어 담백하면서 맛이 좋다. 숙취를 풀어주고 간을 보하며 피를 맑게 해 주는 작용을 한다.

보약 음식을 만드는 재료

대구 1마리, 길경도라지 30g, 무 1/3개, 생강 · 파 · 된장 · 고추장 · 고춧가루 · 마늘 약간

보약 음식 만드는 방법

1 쌀뜨물에 고추장과 된장을 묽게 풀고 도라지, 나박하게 썬 무, 굵게 썬 파, 생강, 다진 마늘, 고춧가루 등을 넣고 끓인다.

2 맛이 우러나면 비늘을 긁어 낸 대구를 4~5㎝ 길이로 토막 내어 넣고 다시 끓이면 완성된다.

3 이때 너무 맵지 않고 약간 얼큰하게 먹어야 몸에 땀이 나고 굳은 가래까지 제거할 수가 있다.

Tip

●●● 홍어는 지방분이 적어 변질되지 않는다. 암모니아를 중화시키는 데 막걸리가 안성맞춤이다.

식욕 부진과 혈액 순환에 효과가 있는 음식 보약
파김치

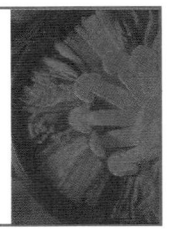

🥬 보약 음식의 효능

파김치는 감기 초기 증상에 열이 나고 오싹오싹 추우며 땀이 나지 않아 팔·다리·관절 등을 비롯해 온 몸이 쑤시는 증세에 파를 먹으면 좋다. 따뜻하고 얼큰한 국물과 함께 먹으면 땀이 나면서 감기가 떨어진다. 마늘, 생강 등의 양념과 함께 몸을 따뜻하게 하고 기혈의 순환을 도와 밥맛을 북돋워 주는 역할을 한다.

🧄 재료의 특성

파의 성질은 평온하면서 매운 맛이 있는 야채이다. 파의 매운 맛은 몸을 따뜻하게 하고 식욕이 떨어져 밥맛이 없을 때 소화액의 분비를 도와주며, 몸이 나른할 때 정신을 맑게 해 준다.

보약 음식을 만드는 재료

실파 2단, 멸치젓국 2컵, 고춧가루·다진 마늘·다진 생강·소금 적당량

보약 음식 만드는 방법

1 멸치젓국에 물을 부어 푹 달여서 체로 걸러 맑은 젓국을 만든다.

2 파는 뿌리와 시든 잎을 떼어 내고 깨끗하게 손질하여 씻는다.

3 김치 양념은 고춧가루, 다진 마늘, 다진 생강 등을 넣고 젓국과 소금으로 간을 맞춘다.

4 파에 물기가 빠지면 만들어진 김치 양념을 넣어 버무린 후에 4~5가닥씩 가지런하게 정리해서 항아리에 눌러 담는다.

Tip

●●● 파 요리를 먹고 곶감을 먹으면 안 된다.

뼈를 든든하게 하고 체력을 향상시켜 주는 음식 보약
뼈곰탕

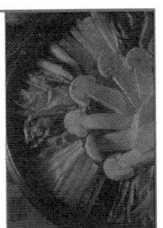

🥕 보약 음식의 효능

소의 척추와 꼬리뼈는 허리를 보해 주고 정력을 향상시켜준다. 소의 무릎 뼈가 도가니인데 이것을 푹 고아서 먹으면 연골 속의 칼슘이 녹아 나오기 때문에 성장기 어린이·임산부·노인들에게 효과가 좋다.

쇠꼬리나 척추, 등뼈 등은 허리가 약하거나 정력이 부족할 때 먹으면 효과가 좋으며 양기가 부족할 때도 좋다.

재료의 특성

쇠고기는 닭고기와 돼지고기의 중간 정도의 담담한 성질이다. 그렇기 때문에 다른 성격의 식품과 조금씩 첨가해서 먹어도 큰 문제가 되지 않는 음식이다.

이 음식과 잘 어울리는 식품은 무·버섯·양파 등이다. 무는 소화가 잘 되게 하고 가래를 삭히며 열까지 내려 주는 작용을 한다.

보약 음식을 만드는 재료

우족 1/2개, 사태 500g, 5cm 크기로 썬 무, 파 3뿌리, 양파 1개, 생강 1쪽, 참기름 1큰술, 후추 약간

보약 음식 만드는 방법

1 우족을 물에 1시간 담가 피를 제거한 후 솥에 물 10컵을 붓고 먼저 끓인다.

2 ❶이 끓으면 우족을 넣고 다시 끓기 시작하면 불을 끄고 국물을 버린다.

3 참기름 1큰술과 우족을 넣어 몇 번 뒤적인다. ❷에 뼈가 약간 잠길 정도로 물을 붓고 끓으면 더 붓는다.

4 ❸이 끓으면 사태를 넣고 약한 불로 1시간 가량 곤다. 사태를 꺼내어 식힌 다음 썰어서 냉동실에 보관한다.

5 국물의 초탕은 가장 약한 불로 6시간, 재탕은 물을 7부로 붓고 우족을 넣어 8시간 가량, 삼탕은 물을 5부로 붓고 우족을 넣어 8시간 가량 곤다.

6 세 번 우려낸 국물을 한 솥에 모두 붓고 1시간 가량 끓인다. 이때 파 2뿌리, 양파 1개, 5cm 크기의 무, 생강 50g을 넣는다. ❺가 완성되면 야채 건더기와 기름은 걸어 낸다.

7 국그릇에 썰어 둔 고기와 곰탕 국물을 담는다. 짧게 쓴 파 · 소금 · 후추를 각자 기호대로 넣으면 된다.

기를 보해 손발과 아랫배를 따뜻하게 해 주는
육계삼계탕

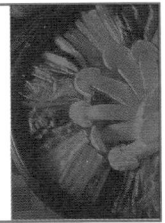

● ● ● 몸이 너무 비대하고 얼굴과 가슴에 열이 많으며, 고혈압, 당뇨, 동맥 경화 등의 증세와 손, 발과 아랫배가 차갑고 가슴과 머리로 열이 상승하는 증세의 사람은 가급적 피하는 것이 좋다.

보약 음식의 효능

삼계탕은 여름에 많이 먹는 음식으로 알려져 있다. 닭고기의 약성은 따뜻하면서 단맛이 난다. 닭의 근육 속에는 지방이 적기 때문에 맛이 담백하고 소화 흡수에 좋다.

재료의 특성

기를 보하고 소화도 시키며 몸을 따뜻하게 해 주는 인삼과 육계를 함께 쓰면 손발과 아랫배를 따뜻하게 해 주면서 인체를 보해 주며 성 기능까지 향상시키는 효과가 있다.

보약 음식을 만드는 재료

닭 1마리, 찹쌀 1컵, 대추 3개, 인삼 15g, 육계 15g, 마늘 2통, 후추, 소금 약간

보약 음식 만드는 방법

1 영계의 배를 반쯤 갈라서 내장을 모두 제거하고 물로 뱃속을 깨끗이 씻은 다음 물기를 제거한다.

2 뱃속에 불린 찹쌀·인삼·육계·대추·마늘을 넣고 다리를 실로 묶는다.

3 솥에 닭을 넣고 닭이 잠길 정도의 물을 부어 센 불에서 끓이다가 약한 불로 2~3시간 달이면 된다.

4 육수는 체에 거즈를 깔고 그 위에 부어 기름을 걷어낸다.

5 푹 곤 닭을 뚝배기에 옮기고 육수를 부어 3~4분 정도 끓이면 된다.

6 ❺가 완성되면 소금과 후추로 간을 맞춰 내면 된다.

식욕 억제와 다이어트에 탁월한 음식 보약
율무밥 율무차

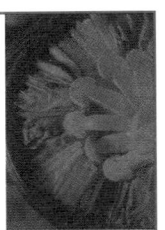

🌿 보약 음식의 효능

 율무밥 율무차는 소화기의 기능을 돕고 위를 따뜻하게 해주며, 비만 방지와 설사를 멈추게 하는 효과가 뛰어나다. 특히 율무 밥은 식욕을 억제하고 관절통과 비만 예방에 효과가 있다. 율무차 역시 동일한 효과가 있다.

재료의 특성

 율무의 성질은 약간 차면서 맛이 달며 독은 없다. 몸 안의 습기를 제거해 주는 효능이 강해 습과 연관된 근육통과 무릎 관절의 통증완화와 함께 성인병을 예방해 주는 효능이 있다. 또 습으로 인한 비만 환자의 살을 빼주고 부종과 설사를 멈추게 한다. 율무는 밥맛을 떨어뜨려 식욕을 억제하는 효과가 있기 때문에 다이어트 식품으로 으뜸이다.

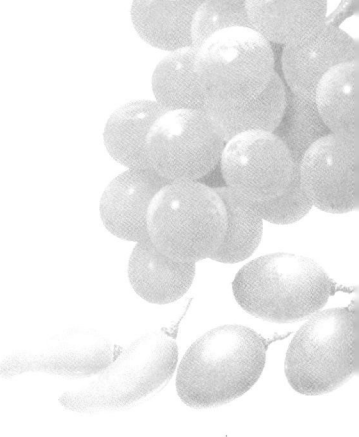

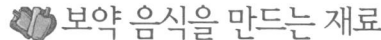 보약 음식을 만드는 재료

쌀 1/4컵, 율무 1/4컵.

보약 음식 만드는 방법

1 율무를 깨끗하게 씻은 다음 하루 정도 물에 불려 둔다.

2 쌀은 깨끗하게 씻은 다음 30분가량 불려 둔다.

3 압력밥솥에 율무와 쌀을 넣고 쌀뜨물을 부어 밥을 짓는다.

Tip

●●● 가지에 참기름을 섞는 것은 맛뿐만 아니라 열량의 공급을 쉽게 하고 기름의 소화 흡수율이 향상되는 이점이 있다. 가지 요리와 기름은 궁합이 잘 맞는다.

비만, 이뇨 작용과 부종을 치료해 주는 음식 보약
팥보리밥

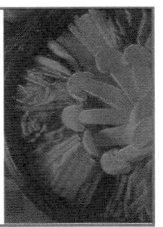

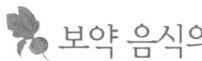 보약 음식의 효능

팥보리밥은 몸 안의 열을 내려 주고 이뇨 작용을 원활하게 해 주기 때문에 부종으로 인한 비만에 특효가 있다. 또한 신장의 기능이 약해져 부종이 나타나는 체질에 효과가 있다.

재료의 특성

팥을 한의학에서는 적소두라고 부르는데, 수분을 제거하고 종기를 없애 주며, 농을 배출하는 작용을 한다. 갈증과 설사를 멈추게 하고 소변을 잘 배설하게 하며, 부종을 치료해 주기도 한다.

보리를 대맥이라고 부르는데, 기를 도와 위장의 기능을 튼튼하게 만들어 준다. 또한 설사를 멈추게 하고 오장을 튼튼하게 하며, 이뇨 작용과 부종 제거에 뛰어나다.

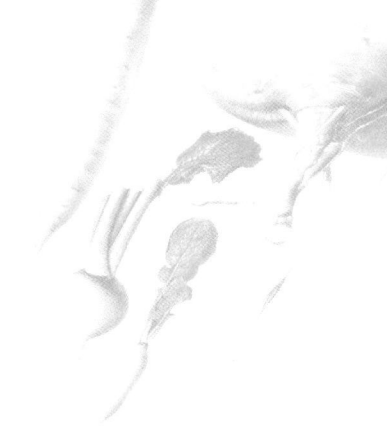

보약 음식을 만드는 재료

쌀 3/4컵, 통보리 1/3컵, 팥 1/3컵

보약 음식 만드는 방법

1 팥을 깨끗이 씻어 압력밥솥에 넣어서 팥이 잠길 정도로 물을 부어 적당하게 삶는다.

2 통보리를 깨끗하게 씻어 물을 충분히 붓고 삶아서 건져 놓는다.

3 쌀을 깨끗하게 씻어서 30분 정도 불린 다음 팥과 보리를 함께 넣고 쌀뜨물을 넣고 밥을 짓는다.

4 뜸을 들인 다음 먹으면 된다.

Tip

••• 문어를 먹고 고사리나물을 먹으면 배탈을 일으키는 경우가 있다.

성인병 예방에 탁월한 효과가 있는 음식 보약
현미찹쌀밥

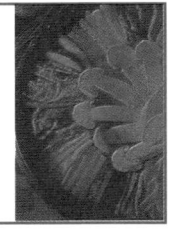

● ● ● 소화 기능이 약한 사람은 꼭꼭 씹어서 먹어야 한다. 또한 몸에 화와 열이 많거나 먹어도 살이 안찌는 경우에는 주의해야 한다.

🥕 보약 음식의 효능

현미찹쌀밥은 백미와 비교하면 밥맛이 덜하지만, 씹는 맛이 있고 성인병을 예방하면서 다이어트에도 많이 애용되고 있는 곡류이다. 소화 기능이 약하거나 몸이 찬 사람이 섭취하면 성인병이나 비만 예방에 만점이다. 찹쌀현미밥은 소화 기능이 약하고 고혈압·당뇨병·동맥 경화·심장 질환·비만증 등이 있을 때 섭취하면 성인병을 예방하는 데 큰 효과가 있다.

🧄 재료의 특성

현미는 겉껍질만 제거한 것으로 미네랄과 비타민이 풍부하게 들어 있어 고혈압·당뇨·동맥 경화·간장병 등에 좋은 영양식이다.

겨층과 배아가 50% 제거되면 5분도, 70% 제거되면 7분도라고 한다. 찹쌀의 성질은 따뜻하고 맛이 달다. 멥쌀보다 찰지기 때문에 소화가 잘 된다.

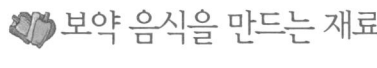 보약 음식을 만드는 재료

쌀 1컵, 현미 찹쌀 1/3컵

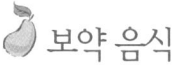 보약 음식 만드는 방법

1 현미와 찹쌀을 깨끗하게 씻어서 하루 정도 물에 불려둔다.

2 쌀은 깨끗하게 씻어서 30분 정도 불려 둔다.

3 쌀에 현미 찹쌀을 섞어서 쌀뜨물을 넣고 밥을 짓고 뜸을 들인다.

Tip

● ● ● 근대에는 옥살산이 많으므로 신석증이나 담석증이 생긴다.

차조찹쌀밥

이뇨 작용과 소화 기능을 보안해 주는 음식 보약

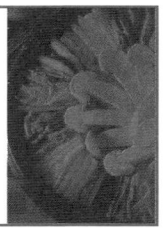

보약 음식의 효능

차조찹쌀밥은 꼼꼼하고 내성적이며 예민한 성격에 음식을 많이 먹지 않아 살이 찌지 않는 사람에게 좋다. 또한 소화기관과 몸을 따뜻하게 해 주고 밥맛이 좋다. 찹쌀은 성질이 따뜻하고 맛이 달기 때문에 멥쌀보다 차져서 소화 흡수가 원활하다. 한의학으로도 구토나 설사를 멈추게 하고 묽은 변을 굳게 하는 데 쓰인다.

 재료의 특성

차좁쌀은 차조의 열매를 곱게 찧은 것을 말한다. 한방에선 속미로 불리는 곡식으로 성질이 차고 짜다. 그렇기 때문에 비장과 위장기관에 누적된 열기를 몰아내고 부족한 기운을 보충해 주며, 소변을 잘 배설하게 하고 설사를 멈추게 하는 작용이 있다.

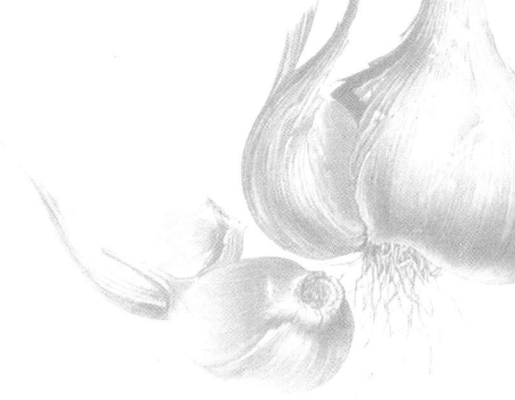

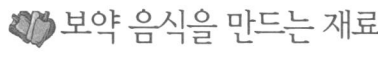 보약 음식을 만드는 재료

차좁쌀 1컵, 찹쌀 1/4, 쌀 1컵

보약 음식 만드는 방법

1 찹쌀 · 차좁쌀 · 멥쌀 등을 깨끗이 씻어서 물에 불려 둔다.

2 찹쌀 · 차좁쌀 · 멥쌀 등을 섞어 솥에 안쳐서 끓인다.

3 밥물이 잦아들면 뜸을 들인 다음 골고루 섞어서 푼다.

Tip

●●● 조개를 먹고 옥수수를 먹으면 배탈이 나기 쉽다.

신장을 도와 부기를 제거해 주는 음식 보약
옥수수수염차

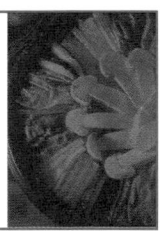

🥕 보약 음식의 효능

옥수수수염차는 신장의 기능이 떨어지는 사람에게 좋다. 즉 신장의 기능이 떨어지면 몸 안의 과도한 노폐물과 수분이 몸 밖으로 제때에 배출되지 못해서 붓는다. 이런 부기는 비만으로 연결되기 때문에 조심해야 한다.

재료의 특성

몸 안에 열이 많아 갈증이 심하면 물을 많이 마시거나 아무리 먹어도 허기가 지면서 변비도 나타난다. 이럴 경우 옥수수수염차를 마시면 효과가 좋다.

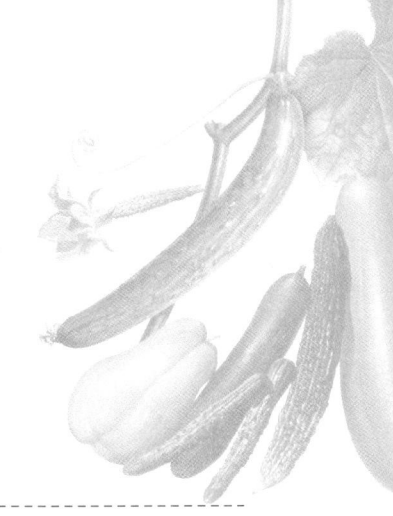

보약 음식을 만드는 재료

옥수수염 1줌, 오이 1/3개, 양파 1개, 물 400㎖

보약 음식 만드는 방법

1 냄비에 물을 붓고 오이·양파·옥수수염을 넣고 2시간 가량 끓인다.

2 ❶을 냉장고에 보관해서 먹으면 된다.

3 주의할 점은 너무 많이 마시면 좋지 않기 때문에 처음엔 20g 내외에서 시작하여 점차 양을 늘려 나가는 것이 좋다.

4 음용은 식전에 수시로 마시고 기름진 음식을 먹은 다음에도 마시는 것이 좋다.

> **Tip**
> ••• 딸기와 우유는 매우 잘 맞는 궁합이다. 딸기에 우유를 섞어 먹으면 소화 흡수율이 높다.

열을 내리고 성인병 예방에 효과가 좋은 음식 보약
현미대나무밥

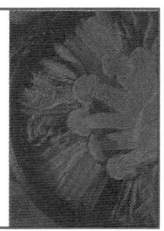

● ● ● 소화 기능이 약하거나 몸이 차가운 사람은 먹지 않아야 한다.

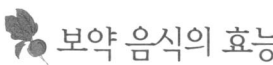 보약 음식의 효능

현미대나무밥은 대나무통에서 밥을 하기 때문에 죽여와 죽력의 효능이 그대로 밥에 스며든다. 즉 따뜻한 밥과 시원한 대나무의 효능인 것이다. 여기에 체질에 알맞은 현미·율무·팥·녹두 등을 넣으면 화와 열을 제거하고 고혈압·당뇨·동맥 경화 등의 성인병을 예방한다. 또한 화병, 얼굴과 목의 땀, 가슴이 답답하거나 열이 얼굴로 상승하는 증상을 바로잡아 준다.

재료의 특성

대나무는 성질이 달면서 차갑기 때문에 심장·위장·폐 등의 열을 제거해 준다. 특히 대나무 줄기를 긁어서 이용하는 죽여는 심장과 폐의 열을 내려 주고 가래를 삭게 하며, 위열로 인한 구토·구역·메슥 거리는 증세를 막아 준다.

또한 대나무를 60cm 정도로 쪼개 중심 부분을 가열하면 죽력이 나오는데, 이것 역시 열을 내리는 작용과 함께 담을 제거하고 중풍·정신 혼미·졸도·폐열 등으로 숨이 차고 답답한 가슴을 시원하게 해결해 준다.

보약 음식을 만드는 재료

굵은 대나무 통지름 5㎝ 이상, 현미멥쌀 1컵, 녹두·팥·율무·검은콩 약간

보약 음식 만드는 방법

1 대나무의 한쪽은 막히게 하고 한쪽은 뚫리게 자른다.

2 현미멥쌀·녹두·팥·율무·검은콩은 미리 물에 불려 둔다.

3 대나무통에 현미에 팥과 녹두를 넣고, 다르게 현미에 율무와 검은콩을 넣으면 된다.

4 대나무통을 찜통에 넣고 찌면 완성된다.

고지혈증 예방과 치료에 효과가 있는 음식 보약
오곡밥

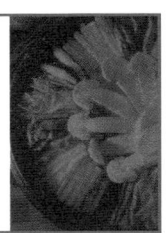

🌰 보약 음식의 효능

오곡밥은 찹쌀·차좁쌀·붉은팥·찰수수·검은콩 등 5가지 곡식으로 지은 밥을 말한다. 오곡밥의 의미는 올 한 해도 모든 곡식이 잘 되기를 바란다는 뜻을 담고 있다. 더구나 오장 육부를 조화시키고 체질마다 음식이 골고루 조화된 음식이다. 오곡밥과 나물은 겨울철에 부족하기 쉬운 비타민·미네랄·식이섬유 등을 보충해 준다.

재료의 특성

찹쌀은 소화기관을 따뜻하게 하면서 살과 근육을 튼튼하게 해 준다. 차좁쌀은 비위의 열을 제거하고 소변을 잘 배설하게 하며, 설사를 멈추게 한다. 찰수수는 소화는 잘 안 되지만 몸의 습을 제거해 주면서 열을 내려 준다. 검은콩은 성질이 평온하고 맛이 달기 때문에 오장을 돕는다. 붉은팥은 부종을 제거하고 이뇨 작용을 돕는다.

보약 음식을 만드는 재료

찹쌀 3컵, 붉은팥 1컵, 검은콩 1/2, 찰수수 1컵, 차좁쌀 1/2컵, 소금 약간

보약 음식 만드는 방법

1 찹쌀을 씻은 후에 물에 불려 둔다.

2 팥은 터지지 않을 정도로 삶는다.

3 수수, 콩은 씻어서 불려 놓고 차좁쌀도 씻어 놓는다.

4 찹쌀·팥·콩·수수·차좁쌀을 솥에 넣고 고루 섞는다.

5 압력밥솥에 ❹를 한꺼번에 넣어서 팥 삶은 물과 물을 붓고 소금으로 간하여 밥을 짓는다.

> **Tip**
> ••• 양파는 발한·이뇨·최면·건위·강장 효과가 있다. 그리고 장수자들이 즐겨 먹는 식품이다.

원기 회복과 혈액 순환에 효능이 뛰어난 음식 보약
꿩떡국
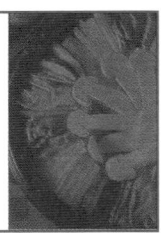

● ● ● 몸 속에 화와 열이 많은 체질과 고혈압·당뇨·동맥 경화 등의 성인병을 가진 사람들에겐 해 롭기 때문이다.

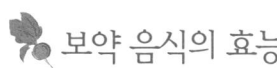 보약 음식의 효능

꿩고기와 닭고기는 동일하게 근육과 뼈를 강하게 하고 식욕을 북돋워 준다. 설사를 다스리고 병후의 허약증을 개선 해 준다.

재료의 특성

꿩고기는 성질이 약간 차고 시큼한 맛이기 때문에 인체 내의 기혈의 순환을 도와주며 근육을 튼튼하게 해 준다. 위장을 튼튼하게 해 주고 설사, 이질 등을 멎게 하면서 종기를 제거해 준다. 그러나 꿩은 구하기 어렵기 때문에 닭을 떡국에 이용하는 경우가 많다. 그래서 '꿩 대신 닭이다'라는 속담이 생겨난 것이다.

보약 음식을 만드는 재료

가래떡 400g, 꿩혹은 닭고기 200g, 다진 살코기 100g, 달걀 1개, 파 2줄기, 간장·마늘·깨소금·참기름·설탕·소금 약간

보약 음식 만드는 방법

1 꿩혹은 닭고기를 채썬 다음 간장, 다진 파, 마늘, 참기름 등을 넣고 볶는다.

2 물을 붓고 소금으로 간해서 장국을 끓인다.

3 다진 살코기도 간장·설탕·다진 파·마늘·깨소금·참기름 등을 넣어 볶는다.

4 달걀은 지단을 부쳐서 채썰어 놓는다. 파를 깨끗이 씻어 채로 썬다.

5 가래떡을 먹기 좋게 잘라 1에 넣어서 끓인다. 떡이 떠오르면 ❹를 넣고 좀 더 끓인다.

6 ❺를 그릇에 옮겨 담고 미리 준비한 ❷와 ❸을 고명으로 얹으면 된다.

여성의 하혈과 대하증에 효능이 뛰어난 음식 보약
대합조개만두

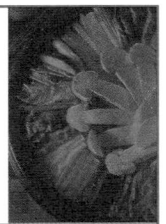

🦋 보약 음식의 효능

대합조개만두는 화와 열이 많지만 음이 부족해 상체로 열이 많이 상승하는 사람에게 좋은 영양식품이다.

열을 내려 주고 해독하는 기능이 있어서 화와 열이 많거나, 음이 허해서 허열이 생기거나, 화병이 있어 가슴이 답답하고 머리가 아픈 경우에 효능이 좋다. 또 여성의 하혈과 대하증에도 좋고 술을 깨게 해 준다.

재료의 특성

대합조개는 성질이 차갑고 단맛이 나면서 짜기 때문에 음을 보충하며, 혈을 생성해 주는 작용을 한다.

돼지고기는 다른 고기보다 열을 내려 주기 때문에 음기를 보충하고 신장을 보해 주는 작용을 한다. 또한 건조한 것을 윤택하게 하고 조열로 인한 기침과 변비를 다스린다.

보약 음식을 만드는 재료

대합 600g, 돼지고기 100g, 김치 150g, 두부 1/2모, 밀가루 4컵, 달걀 2개, 마늘 · 다진 파 · 간장 · 깨소금 · 참기름 · 소금 · 후추 · 설탕 약간

보약 음식 만드는 방법

1	대합의 살을 꺼내고 내장을 발라 내어 깨끗하게 씻은 다음 물기를 제거하고 다진다.
2	고기를 곱게 다져 간장, 다진 파 · 참기름 · 깨소금 · 후추로 양념을 한다.
3	다진 돼지고기를 으깬 두부 · 간장 · 설탕 · 다진 파 · 마늘 · 깨소금, 참기름을 넣어 양념한다.
4	김치는 다져서 물기를 꼭 짠다.
5	준비한 모든 양념을 한곳에 섞어 양념하여 만두소를 만든다.
6	조개껍데기 안을 깨끗이 씻어 물기를 제거한 다음 안쪽에 밀가루를 뿌린다.
7	준비한 만두소를 채우고 다시 밀가루를 뿌리고 달걀은 황백으로 갈라 옷을 입혀 끓는 물에 익혀 낸다.

인삼항기삼계탕

건강식 중의 건강식으로 효과가 만점인 음식 보약

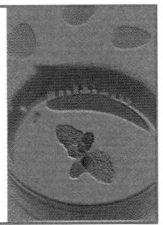

보약 음식의 효능

인삼항기삼계탕은 성격이 예민하고 꼼꼼하면서 식사량이 적으며 살이 찌지 않거나, 식은땀이 나면서 기운이 빠지는 사람에게 인삼항기삼계탕이 좋다.

보약 음식을 만드는 재료

연육, 산약 각 30g, 닭고기 500g, 무 1/3개, 각종 양념

보약 음식 만드는 방법

1 연육과 산약을 씻어서 물에 불린다.

2 닭고기를 적당하게 썰어 연육·산약·무·양념과 함께 냄비에 넣고 물을 부어 끓인다.

구기자돼지고기찌개
건강식 중의 건강식으로 효과가 만점인 음식 보약

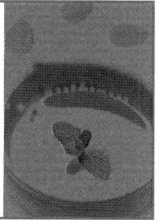

🌿 보약 음식의 효능

급하고 직선적이면서 화가 많으며, 허리가 약하고 자신의 감정을 억제하지 못하는 사람은 구기자돼지고기찌개가 좋다.

🥬 보약 음식을 만드는 재료

구기자 100g, 돼지고기 500g, 김치 1/4 포기, 소금

🍐 보약 음식 만드는 방법

1 구기자를 씻어서 물에 불려 둔다.

2 돼지고기를 적당한 크기로 썰어 김치·구기자·양념을 넣어 물을 붓고 끓인다.

건강식 중의 건강식으로 효과가 만점인 음식보약
연육산약쇠고기탕
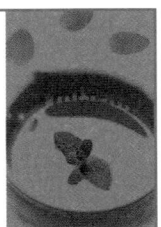

🍀 보약 음식의 효능

느긋하고 인내심이 많으면서 성취욕이 강하거나, 고집불통이고 몸이 피곤하거나, 스트레스를 많이 받는 사람은 연육산약쇠고기탕을 먹으면 효능이 있다.

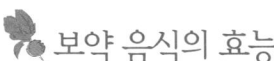 보약 음식을 만드는 재료

인삼, 황기 각 15g, 영계 1마리, 찹쌀1컵, 마늘·파·생강

🍐 보약 음식 만드는 방법

| 1 | 닭의 내장을 제거한 다음 깨끗이 손질한다. |
| 2 | 뱃속에 찹쌀·인삼·황기 등과 양념을 함께 넣고 실로 꿰맨 후 달이면 된다. |

건강을 지키고 예방하는 보약 차
인삼대추생강차

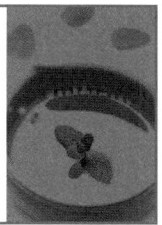

🍂 보약 음식의 효능

위장의 기능이 약하고 쉽게 피곤하거나, 몸이 차갑고 예민하거나, 꼼꼼하면서 식사량이 적은 사람은 인삼대추생강차가 좋다.

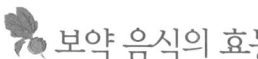 보약 음식을 만드는 재료

인삼 30g, 대추 5개, 생강 7편

🍐 보약 음식 만드는 방법

1 인삼·생강·대추 등을 함께 주전자에 넣고 달인다.

2 이때 기를 보충하려면 인삼의 양을 늘리면 된다.

건강을 지키고 예방하는 보약
구기자산수유차

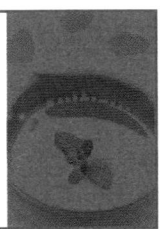

보약 음식의 효능

쉽게 화를 내고 후회하며, 마음의 안정을 못 찾고 항상 떠있는 느낌이고 찬 음식을 즐겨 찾는 사람은 구기자산수유차가 좋다.

보약 음식을 만드는 재료

구기자와 산수유 각 15g

보약 음식 만드는 방법

1 구기자와 산수유를 주전자에 함께 넣어서 달인다.

2 신선한 과일과 함께 먹으면 효과가 더 좋다.

건강을 지키고 예방하는 보약 차
칡 · 호두차 · 율무잣차

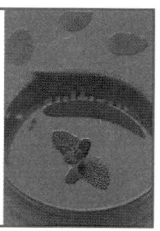

🌿 보약 음식의 효능

비만한 체질에 열이 많고 얼굴이 붉으며, 욱하는 성질이 있는 사람은 칡 호두차나 율무 잣차가 좋다.

🧤 보약 음식을 만드는 재료

칡 30g, 호두 5개 율무 가루 30g, 잣 10개

🍐 보약 음식 만드는 방법

1 칡을 주전자에 넣어 달인 다음 호두를 띄워서 마신다.

2 율무를 볶아서 미숫가루처럼 가루로 만든다. 따뜻한 물에 율무 가루를 녹인 다음 잣을 띄워서 마신다.

구기생즙
건강한 체질을 위한 생녹즙 건강법

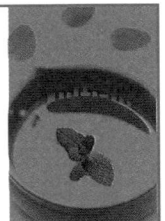

구기 열매를 구기자라고 하는데 강장제, 해열제로 허로요통虛勞腰通에 쓰인다. 구기자 뿌리 껍질은 지골피地骨皮라 하여 한방에서 소갈消渴, 도한盜汗 등에 해열제로 이용된다.

『본초강목本草綱目』에는 다음과 같이 기록되어 있다.

- 구기는 독성이 없으며, 해열하고 체내에 있는 사기, 가슴의 염증, 갈증을 수반하는 당뇨병이나 신경이 마비되는 질병에 좋다. 구기자는 정기를 보하고, 폐나 신장의 기능을 촉진하여 시력이 좋아져 꺼져 가는 등불에 기름을 부은 것같이 된다.

보약 음식의 효능

열매즙을 강장강정强壯强精에 더 많이 사용되고, 잎생즙은 시력을 좋게 하는데 더 많이 쓰인다. 열매, 잎생즙은 예부터 불로장생즙으로 전해 오고 있다. 계속 마시면 확실한 효과를 볼 수 있다.

보약 음식 만드는 방법

1 구기자잎으로 만들 때는 약 500g, 열매로 만들 때는 약 400g을 1회 분량으로 사용한다. 열매는 잘 익은 것을 따고, 잎은 신선한 것을 골라 채취한다.

2 깨끗이 씻어 주서에 넣고 짠다. 열매와 잎을 혼합하여 손으로 만들 때는 잎과 열매를 따로 만들어 즙을 반반씩 섞는다.

3 아침 식전에 1컵씩 마신다. 많이 마셔도 부작용은 없다. 벌꿀을 조금 타거나 요구르트에 사과즙을 조금 타서 마시면 좋다.

Tip
●●● 구기생즙은 시력회복 · 강장 강정에 효과가 있다.

귤생즙
건강한 체질을 위한 생녹즙 건강법

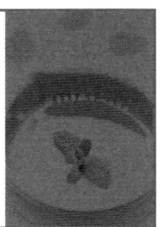

겨울에 필요한 것으로 추위에 견딜 수 있게 신진 대사를 원활히하여 체온이 내려가는 것을 막아 준다. 생귤즙은 피부와 점막을 튼튼하게 하는 작용이 있으며 겨울철 감기 예방의 효과가 인정되고 있다.

이러한 비타민 C는 귤 속의 구연산과 함께 피부미용과 원기회복에도 좋은 효과를 나타낸다. 또한 귤은 모세 혈관에 대해 투과성의 증가를 억제하고 취약성을 회복시키기 때문에 동맥 경화와 고혈압의 예방에도 효과가 있다. 그 밖에 각기병을 예방하며, 폐출혈·동상·치질 치료에도 효과가 있다.

🍂 보약 음식의 효능

이 생즙은 고혈압, 동맥 경화 예방에 가장 효과가 있으며 각기병에도 효과가 있다. 또 겨울 감기 예방과 원기 회복에도 효력이 있다.

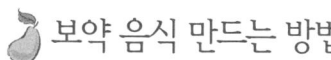
보약 음식 만드는 방법

1 귤의 과육 약 300g을 1회 분량으로 사용한다.

2 우선 깨끗이 씻은 다음 귤껍질을 3분의 1쯤 남기고 적당히 쪼개어 주서에 넣고 짜낸다.

3 손으로 만들 때는 껍질을 벗기고 과육만을 따로 벗긴 다음, 껍질을 3분의 1 가량 잘게 썰어 주서에 넣고 즙을 낸다.

4 이 생즙을 아침 식전에 1컵씩 마시는데 사과생즙을 약간 섞어서 마시거나 요구르트를 첨가하면 더욱 좋다.

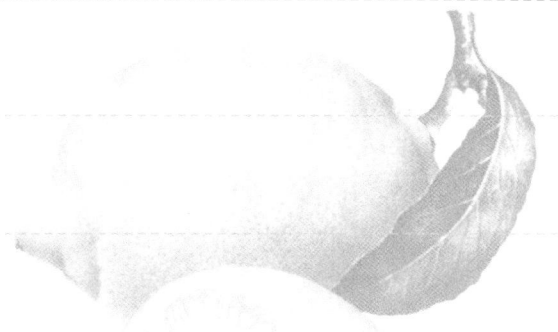

Tip

••• 감기 · 고혈압 · 동맥 경화에 효과가 있다.

미나리생즙
건강한 체질을 위한 생녹즙 건강법

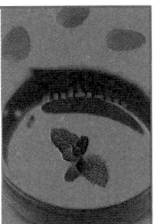

미나리는 비타민이 풍부한 알칼리성 식품인데, 혈압 강하, 해열, 진정, 일사병 등에 효과가 있다고 한다.

한방에서는 식욕을 돋워 주고 장의 활동을 좋게 하여 변비를 없앤다고 한다. 이것은 식물성 섬유가 창자의 내벽을 자극해서 운동을 촉진시키기 때문이다. 수분이 많기 때문에 변통을 촉진한다.

식품을 보면 부피를 늘리는 식품 또는 자극성 식품을 들 수 있는데 미나리는 바로 이 두 가지를 겸비한 식품이라고 할 수 있다.

또한 미나리는 치질·신경·쇠약·정력이 약한 사람, 술 마시고 열이 날 때, 여성의 대하증과 하혈에 좋다고도 한다.

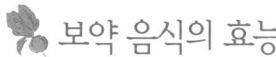 보약 음식의 효능

미나리 생즙은 혈압을 내리는 효과가 있으므로 고혈압 환자에게 가장 적당하다. 진정에 좋고, 해열·일사병·변통 등에도 효과도 있고 혈액을 맑게 하는 청혈淸血 작용도 한다.

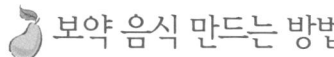
보약 음식 만드는 방법

1 미나리 약 500g을 1회 분량으로 사용한다.

2 줄기가 억세지 않은 가을, 봄의 미나리를 선택한다. 뿌리 부분에도 유효 성분이 많이 들어 있으므로 깨끗이 씻어 함께 사용하도록 한다.

3 물로 깨끗이 여러 번 씻어 주서에 넣고 짜낸다.

4 이 생즙을 아침 식사전에 1컵씩 마시는데 마시기가 역겹게 느껴질 때는 요구르트나 다른 생즙과 섞어서 마시면 효과도 높고 마시기도 수월하다.

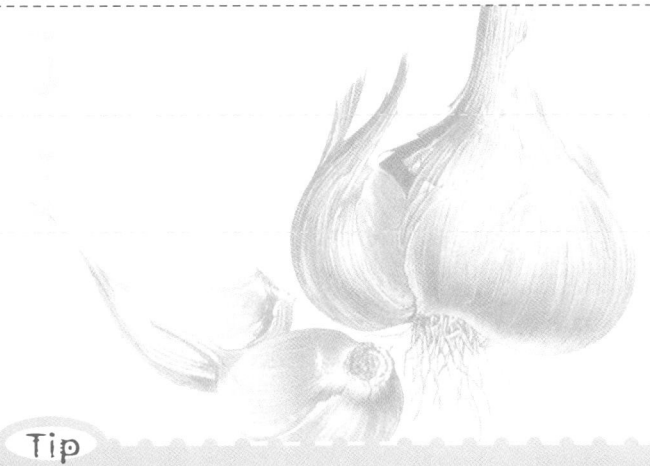

Tip

●●● 고혈압 · 일사병 · 변비에 효과가 있다.

건강한 체질을 위한 생녹즙 건강법
부추생즙

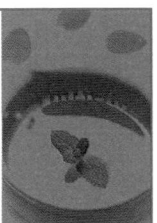

부추는 파의 종류에 비하면 단백질·지방·당질·회분·비타민 A가 월등히 많다. 부추의 냄새는 유황화합물이 주체인데 마늘과 비슷해서 강장 효과가 인정되고 있다.

부추는 장을 튼튼하게 하므로 몸이 찬 사람에게 좋다. 구토가 날 때 부추의 즙을 만들어 생강즙을 조금 타서 마시면 잘 멎는다. 산후통에도 감초와 함께 달여 먹으면 효험이 큰 것으로 알려졌고 이질과 혈변 등에도 효과가 있다고 한다.

이 생즙을 아침 식사 전에 1컵씩 마시는데 마실 때 요구르트나 당근즙이나 사과즙을 반반 혼합하여 마시는 것이 좋다.

보약 음식의 효능

부추 생즙은 몸을 보하는 데 가장 특효가 있다. 냉병이 있는 사람이 마시면 좋은 효과를 얻는다.

그 밖에 부인병·설사·기침 등에도 유효하다.

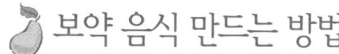
보약 음식 만드는 방법

1 신선한 부추 400g을 1회 분량으로 사용한다.

2 부추에는 재배종과 야생종이 있는데 생즙용으로는 재배종을 쓴다. 장다리가 나오기 전 것을 택한다. 요즘은 사철 언제라도 부추를 구할 수 있으나 그래도 제철인 봄철의 것이 가장 효능이 있다.

3 싱싱한 부추를 골라 물에 깨끗이 씻어 썰어 주서에 넣고 짜낸다.

4 손으로 만들 때는 잘게 썰어 쇠절구에 넣고 짓찧은 다음 물을 조금씩 첨가하면서 고루 촉촉히 버무려 삼베헝겊이나 가제로 짜서 즙을 낸다.

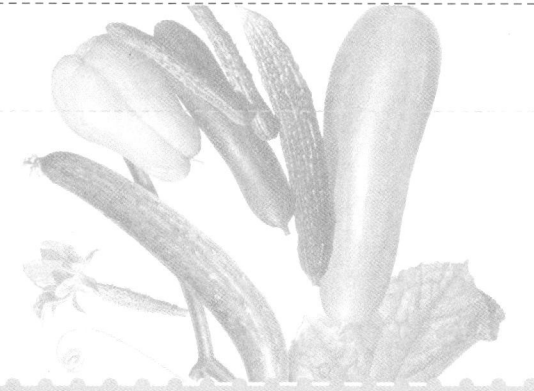

Tip

●●● 부인병 · 설사 · 기침에 효과가 있다.

건강한 체질을 위한 생녹즙 건강법
배배합생즙

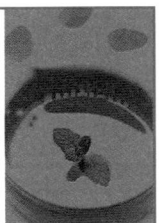

배는 옛날부터 변비에 좋고 이뇨 작용이 있다고 알려져 왔는데 변비에 좋은 것은 소화가 안 되는 석세포 때문이라고 볼 수 있다.

한방에서는 배를 여러가지로 사용했다. 담이 나오는 기침에는 배즙을 내서 생강즙과 꿀을 타 먹으면 효과가 있다고 한다.

심한 기침을 할 때에는 배 한 개를 썰어 양젖이나 우유를 섞어 달여 먹기도 하였다. 복통이 심할 때는 배잎을 진하게 달여 자주 먹으면 좋다고 한다. 배는 갈증이 심하거나 술 먹고 난 다음의 조갈증에는 매우 좋은 식품이다. 변비·이뇨·기침 등에 좋다고 너무 많이 먹으면 속이 냉해진다고 한다. 이 생즙을 요구르트와 적당량을 섞어서 아침 식사 전에 1컵씩 마신다.

 보약 음식의 효능

이 생즙은 소화를 촉진시키는 효능이 있고 기침·천식·번열·백일해 소갈 등에 마시면 매우 효과가 있다.

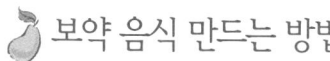 보약 음식 만드는 방법

1 배 200g, 당근 150g, 사과 150g을 1회 분량으로 사용한다.

2 배는 되도록 껍질이 얇고 단맛이 많은 것을 고른다.

3 신선한 배를 골라 껍질을 벗기고 속의 씨와 단단한 부분을 도려낸다.

4 사과와 당근을 깨끗이 물에 씻어 적당히 썬 다음 준비된 배를 주서에 넣고 짜낸다.

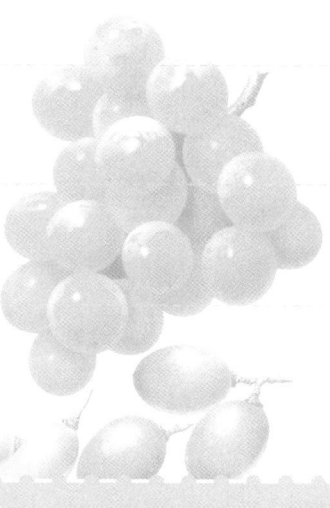

Tip

••• 기침 · 천식 · 백일해에 효과가 있다.

건강한 체질을 위한 생녹즙 건강법
시금치생즙

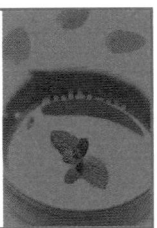

시금치는 비타민 종류가 골고루 많이 들어 있는데, 비타민A는 채소 중에서 가장 많다. 또한 칼슘과 철분 그리고 옥소 등이 많아서 발육기의 어린이는 물론 임신부에게 좋은 알칼리성 식품이다.

또한 시금치에는 사포닌과 질이 좋은 섬유가 들어 있어 변비에도 효과가 있고, 철분과 엽산이 있어 빈혈 예방에도 유효하다.

이 생즙을 아침 식사 전에 1컵씩 마시는데 요구르트나 당근즙이나 사과즙을 조금씩 넣어 마시면 더욱 효과가 있고 마시기 편하다.

🌿 보약 음식의 효능

시금치 생즙에는 철분이 많으므로 빈혈증에 매우 효과적이다 또한 인체의 유독한 요산을 분리 배설시키므로 류머티즘이나 통풍에도 유효하다.

시금치에는 위나 장의 활동을 활발히 하는 요소가 들어 있으므로 위장 장애, 변비에도 유효하다. 단, 알레르기 체질의 사람에게는 시금치

생즙이 맞지 않는 사람이 있는데 유의해야 한다. 냉증, 거친 피부에도 좋다.

 보약 음식 만드는 방법

1 시금치 온 포기 500g을 1회 분량으로 사용한다. 시금치를 깨끗이 씻어 주서에 넣고 짜낸다.

2 손으로 만들 때 는 잘게 썰어 쇠절구에 넣고 잘 짓찧은 다음 물을 조금씩 가하면서 고루 촉촉하게 버무려서 삼베헝겊이나 가제로 잘 짜서 즙을 낸다.

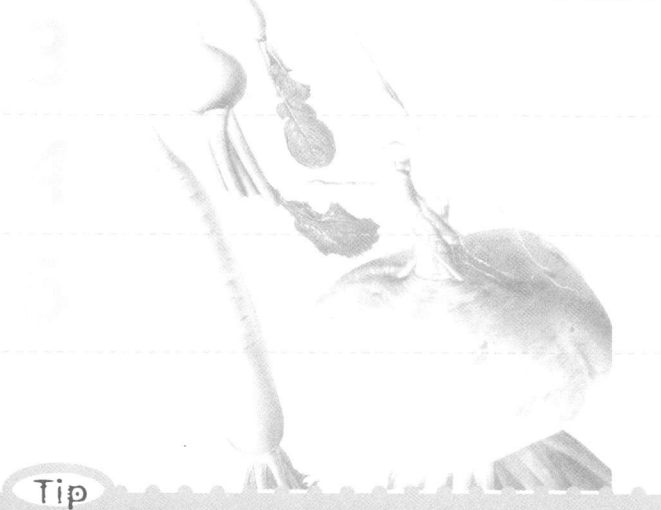

Tip

●●● 빈혈·류머티즘·변비에 효과가 있다.

건강한 체질을 위한 생녹즙 건강법
생강배합생즙

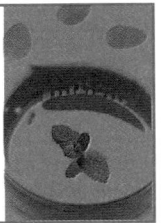

생강은 맛이 맵고 온기가 있으며 독이 없는 것이 특징인데 주로 방향芳香 건위제로 쓰거나 생강시럽, 생강징키등의 제조원료로 쓰인다.

한방에서는 건위·진통제·해소·복통·냉증·중서中庶, 곽란 등에 이용되고 있다. 『명의별록』에는 이렇게 기록되어 있다. "생강은 오장으로 돌아간다. 풍사風邪, 한열寒熱, 상한傷寒, 두통, 기침 등을 없앤다. 구토를 그치고 담을 없애며 기를 내린다" 라고 기록되어 있다.

이 생즙을 아침 식전에 한 컵씩 마시는데 만일 생강의 성미가 너무 강하다고 생각되면 요구르트나 사과즙을 좀 더 넣어 마신다.

 보약 음식의 효능

이 즙은 감기·두통·기침·천식에 효과 있으며 폐와 위를 튼튼히 하는 데도 효과가 있다.

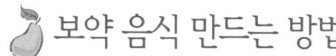

보약 음식 만드는 방법

1 생강뿌리 150g, 양배추 100g, 당근 100g, 사과 100g을 1회 분량으로 사용한다.

2 생강은 되도록 단단하고 신선한 것을 고른다.

3 생강 뿌리를 물에 깨끗이 씻어 겉껍질을 긁어 버린 다음 양배추는 파란 빛이 많은 곳을 선택하여 당근, 사과와 함께 물에 깨끗이 씻는다. 그런 다음 모든 재료를 칼로 적당히 썰어 주서에 넣고 짜낸다.

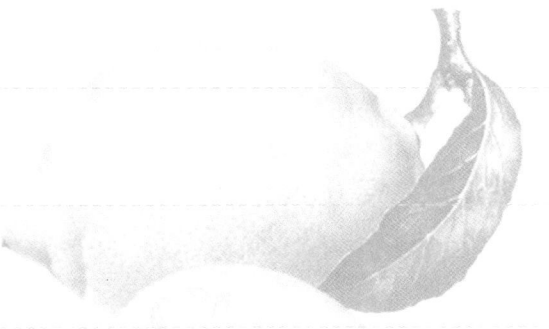

Tip
● ● ● 감기 · 두통 · 천식에 효과가 있다.

건강한 체질을 위한 생녹즙 건강법
씀바귀생즙

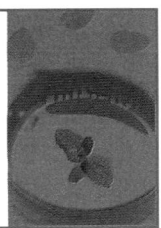

씀바귀는 꽃상치과에 딸린 1년생 풀로서 각처의 산야에 자생한다. 높이는 30cm쯤 되고 잎은 가늘고 길며 결각缺刻이 있다. 이러한 씀바귀의 약효에 대하여 옛 문헌에는 다음과 같이 기록하고 있다.

- 씀바귀는 오장의 사기를 누르고 위비胃痺의 곡穀이다. 오래 먹으면 시장을 안정시키고 기를 늘린다.
- 씀바귀는 십이경맥을 고르게 하고 곽란 후 위기의 번역을 없앤다. 오래 먹으면 힘이 강해진다. 비록 냉이 심하나 사람에 유익하다.

이 생즙을 아침 식사 전에 1컵씩 마시는데 쓴맛이 강하므로 요구르트나 사과즙을 반반씩 섞어 마시면 좋다.

보약 음식의 효능

씀바귀 생즙은 주로 봄에 많이 이용하는 계절적인 생즙이지만 한여름의 생즙은 더위를 잊게 하며 또 더위 먹은 사람이 마시면 좋은 효과를 볼 수 있다. 또 임질, 요혈尿血·이질 등에 마시면 효과가 좋다.

보약 음식 만드는 방법

1 신선한 씀바귀 400~500g을 1회 분량으로 사용한다.

2 생즙의 재료는 씀바귀 온 포기이다. 생즙용으로는 4~5월의 씀바귀가 적당한데 꽃피기 전에 채취한다.

3 씀바귀를 채취하여 물에 깨끗이 씻어 주서에 넣고 짜낸다.

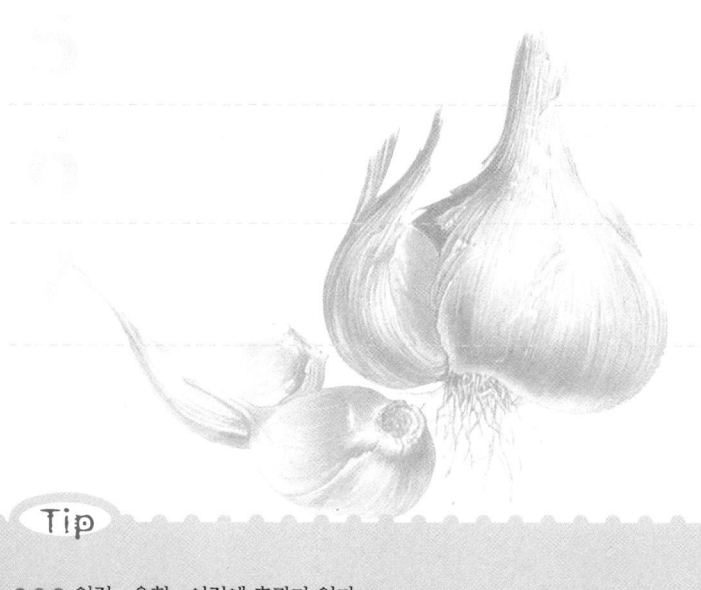

Tip

●●● 임질·요혈·이질에 효과가 있다.

먹어서 보양이 되는 섭생음식
동의보감 보약음식

- 중판 1쇄 발행 | 2012년 7월 10일
- 중판 2쇄 발행 | 2013년 6월 15일

- 편　　저 | 해동건강연구원
- 편집 주간 | 이선종

- 펴낸곳 | 아이템북스
- 펴낸이 | 박효완
- 디자인 | 김영숙
- 마케팅 | 최용현

- 등록번호 | 제2-3387호
- 등　록　일 | 2001년 8월 7일
- 주　　소 | 서울 마포구 서교동 444-15　1층

※ 잘못된 책은 교환해 드립니다.